看護技術

ナラティヴが教えてくれたこと

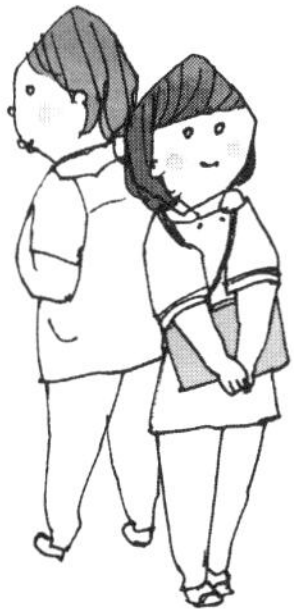

吉田みつ子
日本赤十字看護大学 教授

医学書院

看護技術
ナラティヴが教えてくれたこと
発　行　2014年12月15日　第1版第1刷©
　　　　2022年 5 月15日　第1版第2刷
著　者　吉田《よしだ》みつ子《こ》
発行者　株式会社　医学書院
　　　　代表取締役　金原　俊
　　　　〒113-8719　東京都文京区本郷1-28-23
　　　　電話　03-3817-5600(社内案内)
組　版　朝日メディアインターナショナル
印刷・製本　アイワード

ISBN978-4-260-02077-0

看護技術　ナラティヴが教えてくれたこと

目次

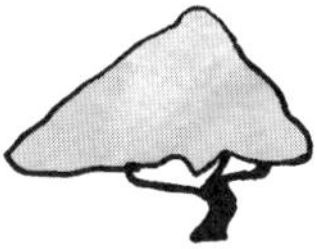

イラスト　山田かな子

はじめに

ナラティヴ【narrative】　物語、語りを意味する。語られた言葉、内容、語り口などを指し、そこには語り手と聞き手の関係性も含まれる。医療の中では、客観的な疾患ではなく、体験としての病いに着目することによって、画一的ではない患者の理解や、固有、個別のケアへとつなげていくためのアプローチ（ナラティヴ・アプローチ）として認識されている。患者のみならず、医療者にも物語がある。

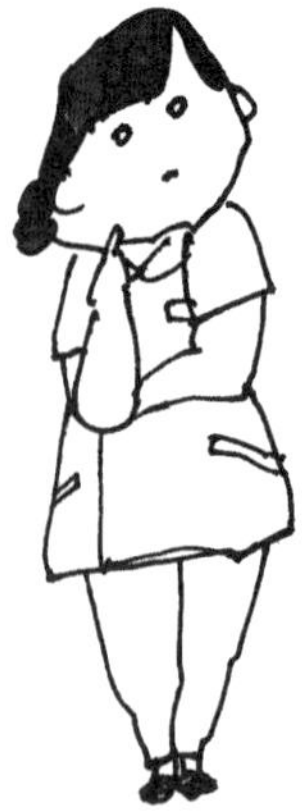

看護技術の授業中、眠そうにしている学生の表情が変わる瞬間があります。それは、教員が臨床で体験した事柄を話した時です。どの学生も興味津々の表情です。

私は新人看護師の頃、いろいろな失敗を重ねたせいか、いまだに鮮やかに何人もの患者さんの顔が思い浮かびます。いくつもの場面や出来事が、記憶の中に留まっているのです。記憶の中から、今日は学生にどのような話をしようかと考えます。不思議なことに、記憶の中の出来事は思い返すごとに意味合いが変わり、忘れていた場面が蘇り、「あの時わからなかったけれど、そういう意味だったのか…」と解釈が変わることもあります。客観的な事実は一つかもしれませんが、時間を経ると過去の出来事の意味や解釈が変わります。

人の経験の意味は、後から起きる出来事によって、更新されていきます。また私たちは、個々の出来事について、バラバラに記憶しているのではなく、「いつ、どこで、何が起こり、どうなったのか」というような時間の流れ、その時の感情や出来事の意味や解釈も一緒に記憶しています。嬉しかったこと、痛い思いをした出来事は鮮明に記憶しているものです。

このような記憶の中にある出来事は、「物語」や「ナラティヴ」がもつ特徴と似ています。医療の中で「物語」「ナラティヴ」は、患者が語った体験や、言葉によって表現された世界のことをいい、それらを通し、患者の病いや治療の意味に着目することによって、より個別性の高い医療を提供するためのアプローチとして取り入れられています。

　例えば、病状説明という場面で、田中さんにとっての意味、斉藤さんにとっての意味は異なるため、同じような対応はできないわけです。一人ひとり、出来事の意味が異なるということは、当然、医療者にとってもそれぞれの出来事の意味・解釈があります。

　本書では、患者の物語、患者を取り巻く人々の物語、そして看護師である筆者自身の物語を、看護技術という切り口から取り上げます。看護の技術は、それ自体が単なる技術として提供されるわけではなく、患者と看護師の関係性、様々な文脈の中で、意味をもって存在します。同じ看護技術であっても、もたらされる結果も一元的ではありませんし、患者、看護師それぞれの意味の層が重なり合う多義的な出来事となります。

　これまでの看護技術のテキストは、エビデンスやノウハウを中心に記されてきました。それらは欠くことのできない側面ですが、看護技術が展開される臨床の文脈から切り離すと、看護の楽しさや面白さが十分には伝わりません。

　もしあなたが看護師であるならば、本書の物語に触れることによって、きっとあなた自身の記憶の中にある出来事が、思い起こされるでしょう。ぜひ、あなたの物語を仲間たちに語っていただけたら嬉しいです。

もしあなたが本書の物語を読んで看護師をめざしたいと思ったら、それは今まさにあらゆる現場で患者さんたちに向き合う看護師たちの姿が皆さんに届いたのではないかと思うのです。

もしあなたが患者、家族という立場にある方ならば、看護師たちにもっとあなたの物語を伝えていただきたいのです。

そうして「ナラティヴ」は、より広がりをもつ言葉となっていくのです。

ナラティヴ【narrative】　物語、語りを意味する。看護師の臨床経験の語りは、看護の意味や解釈を広げる。個々の看護師の語りの連鎖は、語り手と聞き手との間で新たな語りを生み出し、看護実践の知が広がっていくことになる。

本書は着想から執筆、出版に至るまでの十月十日《とつきとおか》、編集者である品田暁子さんという「助産師」の存在なくしてはなしえませんでした。そして、山田かな子さんは、読み手の心をほっとさせてくれる多くのイラストを描いてくださいました。

この場をかりて、感謝申し上げます。

二〇一四年十一月　吉田みつ子

排泄介助

真夜中のオムツ交換、五千円は高いか安いか

はいせつかいじょ【排泄介助】　排尿排便行動には、トイレまでの歩行、衣類の上げ下ろし、陰部の拭き取り、手洗いなどがあり、それらのいずれかを自分ではできない場合に介助すること。一人で排便や排尿ができない人に、便器や尿器、オムツなどの用具を用いてベッド上で排泄できるようにすることを含む。羞恥心が生じるため、プライバシーに配慮する。

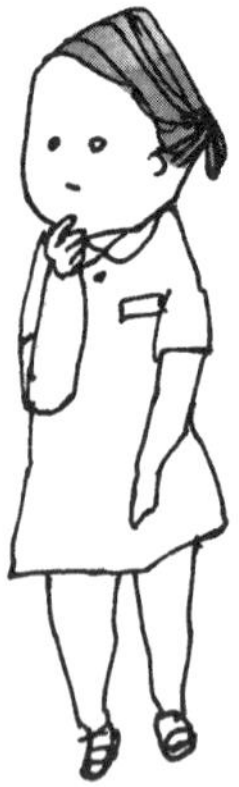

看護技術のある風景

オムツの中いっぱいの血便

　夜中の二時くらいの出来事でした。ナースコールが鳴ったのは、三日前に入院となった五十代半ばの男性、福永さんの部屋でした。福永さんは数か月に一度、治療のために入院し、いつもは四人部屋で過ごし、二週間程度で退院していきます。身の回りのことはすべて自分で行えたので、看護師が手伝うことはありませんでした。冗談やダジャレが好きで、福永さんがいると四人部屋は、ぱあっと明るくなりました。

　ところが、今回の入院では様子が異なりました。数日前までは会社に出勤していたそうですが、急に起き上がれなくなり、外来で検査をすると極度の貧血状態で、消化管からの出血が疑われました。当面、検査をしながら止血剤や輸血の処置が行われることになりました。倦怠感が強く、ベッドから起き上がれないことや、状態の変化を見込んでナースステーション前の個室にベッドが移動されました。血小板の値がかなり低いため消化管以外の臓器からの出血のリスクも高く、輸血で補っても血液が体外にどんどん出ていってしまう状態でした。

　福永さんは、一気にベッド上での生活になりました。夜勤の申し送りの際には、腰を上げるのもきつくなったことや、下痢が続いていたため紙オムツを使用することになったことが申し送られました。

ナースコールを受け病室に入ると、枕元の灯《あか》りがついていました。福永さんは酸素カニューレを付け、息苦しそうにしながら「出たような気がするので、見てもらえないでしょうか」と言いました。急に寝たきりとなってしまった自分の状況に、どうしたらよいのか戸惑っている様子が伝わってきました。私自身も、これまでの元気な福永さんとは別人のような姿に驚きました。

準夜勤の看護師からは、下痢が続いており消化管からの出血のため黒色便が出ていると申し送りを受けていましたが、オムツを開けて「あっ」と思いました。黒色便どころか、赤黒色の大量の便、ゼリー状の粘液も大量に出ていました。「申し訳ないですね。出てますか？ ぬるっとした感じがあったもんだから」という福永さんの声が頭のほうから聞こえてきました。「けっこう出ましたね。ご気分は悪くないですか？ 今取り替えますので」と、あまり福永さんを心配させてはいけないと思い、血便のことは伝えませんでした。寝衣を汚さないように素早くオムツを取り換え、病室を出ました。

ポケットに押し込まれた五千円札

後片付けを終えて再び福永さんの病室を訪ね、下血による状態の変化がないかどうか血圧を測定しました。福永さんは気分不快もなく、「すっきりしました。真夜中にすいません」と言い、さらに床頭台の引き出しを開けて欲しいと言いました。何か取って欲しい物でもあるのだろうと思いながら引き出しを開けると、「財布があるの、わかる？ そうそう、それです」と、財布を取ってもらいたかったようでした。財布を手渡すと、不意に目の前に五千円札が差し出されました。「これ、いいから取っておいてください」と、福永さんは懇願するような表情で私のユニホームのポケットにお金を入れようとしていました。

「えっ！ お金!? どうして？」と私はたいそう驚き、「いただくわけにはいきません。当たり前のお手伝いですから」と、逃げるように病室を出ました。朝の検温の時には、再び「夜中に汚いことさせちゃって、悪かったね」と、声をかけられました。

五千円札を差し出された時には、さすがに驚きました。福永さんが、真夜中の排便のオムツ交換に対して、五千円を支払いたいという気持ちになったことを、どのように受けとめればよいのか、以後、何度となく考えました。

看護技術の傍らに見えたもの

なぜ福永さんは財布を取り出したのか

福永さんは、なぜ五千円を支払いたいという気持ちになったのでしょうか。二つのことが考えられます。

①これまでの入院生活では看護師から排泄の介助を受けた経験がなく、看護師にシモの世話をさせて申し訳ないという気持ちを表したかった。

②オムツを交換してくれた看護師に対する感謝の気持ちを伝えたかった。

もし福永さんの立場だったら、深夜にオムツを交換してくれた看護師にどのような気持ちを抱くでしょうか。忙しい看護師には申し訳ないけれど、体がだるくて一人では起き上がれない。情けないことだけど仕方がない、助かった。ありがたい。これで少しぐっすりと眠れるかもしれない…、そんな気持ちではないでしょうか。

福永さんはさらに、「何かお礼の気持ちを伝えたい」→「言葉だけでは言い足りない。しかし、夜中だし手元に何もない。そうだ、お金だ」と思ったのかもしれません。本当のところはわかりませんが、真夜中にやむなく看護師を呼んでオムツを取り換えてもらったことに対して、看護師が気の毒だという思い、そして感謝の気持ち、自分自身に対する情けなさ、悲しみ、体調が悪化し身動きがとれなくなった喪失感など、あらゆる感情が入り混じった五千円なのだろうと想像できました。

私としては、真夜中だろうが昼間だろうが、オムツを交換することは、看護師として当たり前の行為であり、むしろ、福永さんに遠慮をさせてしまったこと、気遣いをさせてしまったことが気がかりでした。

五千円は高いのか、安いのか

もし、一回ごとの排泄介助が有料だったら、あなたはいくら払いますか？ 患者から、いくらもらいますか？ これまた、うーんとうなりたくなる質問です。

参考までに、厚生労働省で定められた訪問看護料を見てみると、医療保険を利用した場合、看護師の訪問一回三十分以内で約五千円（介護保険適用外の場合）です。深夜や夜間、休日の場合には、割り増し料金が加算されます[1]。

真夜中のオムツ交換、しかも大量下血の場合、看護師が提供したケアの報酬として受け取る金額として、いったい、いくらが妥当なのでしょうか。入院患者の場合、入院基本料金の中に、ケアに関する代金は含まれています。ケアを受ける患者側は、看護料を支払っているわけですから、看護師と対等の立場です。しかし、患者たちは、お金を払っているのだから夜中であろうと、いつでもナースコールを押してトイレの介助を頼めばいいのだと割り切れるわけではありません。排泄という、誰にも邪魔されず、恥ずかしい思いをすることなく、すっきりと排尿・排便するという最も基本的な人としての行為は、介助者によって容易に脅かされるかもしれないのですから。

排泄の介助は、看護師として当たり前に行う行為、与えられた役割であり、請け負う仕事です。看護師には、排泄介助を「やってあげている」という意識はないでしょう。しかし患者は違うのです。多くの患者が看護師に「やってもらっている」「申し訳ない」「迷惑をかけている」と、援助を受けなければ生きられない弱者であることを突き付けられるのです。

うがった見方かもしれませんが、そこにお金が介在することによって、「弱者」という意味合いは、薄れるのではないでしょうか。お金を支払い、その対価として堂々とサービスを受けるという関係性は、ビジネスの基本です。福永さんがそこまで思っていたかはわかりませんが、排泄の介助によって損なわれる人としての尊厳、それを帳消しにする値段、それが、財布から取り出された五千円だったのです。

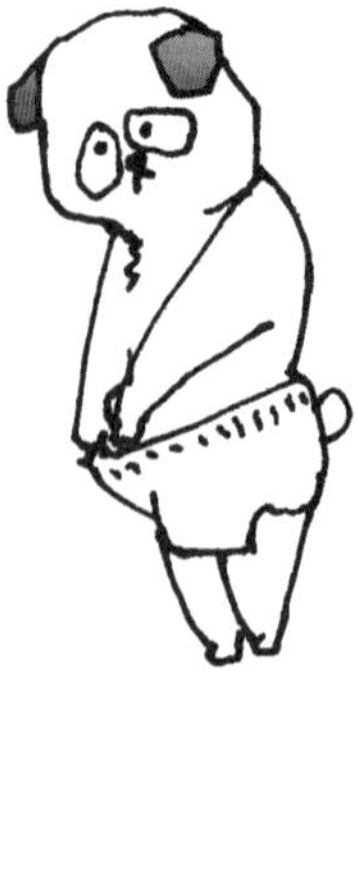

はいせつかいじょ【排泄介助】　排便や排尿を手助けするという介助は、時に患者から「一回五千円」という対価に見合う仕事と判断される。患者は排泄という極度に個人的な事柄を手伝ってもらう申し訳なさやありがたさに、財布を持ち出さなければ気が済まないくらいの心境になる。排泄の介助によって損なわれうる人としての尊厳は、五千円以上のものである。

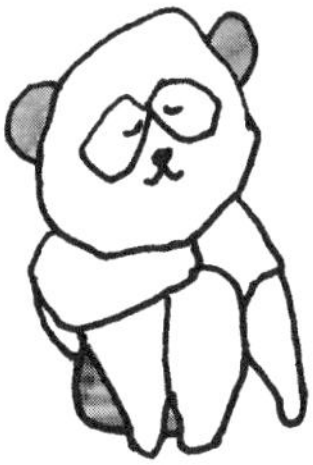

整容

顎《あご》をなでる手、身体に残っていたしぐさ

せいよう【整容】　髪型を整える、ひげを剃る、化粧水を付けるなど、身だしなみを整えること。入院治療中の患者で、顔色や口唇色を観察する必要がある場合には化粧などは控えることもある。高齢者施設などでは男女を問わず、肌の手入れやメイクを行うことで他者との交流が促進されるなどの効果も認められている。

看護技術のある風景

ミトンをはめた手

吉井さんは、高齢者介護施設に入所している八十歳の男性です。高熱が出て呼吸状態が悪化したため、入院となりました。六十代の息子が自宅で介護していましたが、庭で転んでから寝たきりとなり、高齢者介護施設で生活していました。

吉井さんは、高熱で脱水症状を起こしていたため、点滴治療と抗生剤の投与、酸素吸入が行われました。入院当初は看護師とのやりとりも清明でしたが、次第にせん妄症状が出始めました。夜間に点滴のルートを抜くことが連続したため、足に点滴したり、吉井さんの視界に入らないところにルートを置くなどの工夫をしましたが、なかなかうまくいきませんでした。

スタッフは何度も話し合い、息子の了解も得て、夜間のみ両手にミトンをはめてもらうことにしました。吉井さんの意識状態にはムラがあり、昼間もせん妄状態が出現することがありました。ミトンをはめる時も「わかりました」と自分から手を出してくることもあれば、「何をするんだ！」と怒りをぶつける日もありました。

食事は車いすに移乗し、スプーンを手渡されると、ぎこちないしぐさで軟飯《なんはん》やおかずを口に運びました。途中で動作が止まると看護師が介助し、口元までスプーンで運ぶこともありました。

車いすから転落する危険もあるため、腰からベルトを装着しました。吉井さんは長い間寝たきり状態で、上肢や下肢の関節の可動域が狭まっていましたが、車いすから立とうとしてひっくり返りそうになることもありました。なるべくスタッフの目の届くところで過ごしてもらおうと、ナースステーションで過ごす時間が増えていました。

カミソリでひげを剃る

ある日、清拭の準備をして病室に行くと、吉井さんの表情がいつもよりすっきりしていて、ベッドの頭側を五十度くらい上げた状態で座っていました。吉井さんの昼夜逆転傾向を改善するために、スタッフがテレビをつけていました。時代劇の放映中で、吉井さんはじっと見ていました。「時代劇、お好きですか?」と話しかけると、「まあねえ」と返事がありました。清拭は後にしますかと尋ねると、「ひげを…」とミトンをはめた手を持ち上げ、顎に手を持っていこうとしました。

吉井さんが自分からひげを剃りたいということなど今まではないことで、このチャンスを逃してはいけないと、大急ぎで洗面器に湯をはり、熱いタオルを取りに行きました。

吉井さんにカミソリがあるかと尋ねると、「どうだか…」と知らないようでした。ロッカーを開けると、洗面道具の中に、使い込まれた安全カミソリがありました。高齢者介護施設で使っていたものを息子さんが病院まで持ってきたのでしょう。

熱いタオルで吉井さんの顔を蒸らすと、たちまち血色がよくなり、温かさを味わうような、気持ちよさそうな表情が見られました。石けんをよく泡立て、鼻の下や顎に付け、カミソリの刃をあてました。高齢で、しわが深く、しかも薄くなった皮膚に太く固いひげが生えていました。入院してから四日、一度も剃っていません。カミソリの刃の切れ味も今一つだった上に、張りの失われた皮膚を引っ張りながら鼻の下や顎のカーブに沿ってきれいに剃るのは意外に難しいのです。病院では皮膚損傷を予防するために、電動ひげ剃りが主流になりつつあります。

鼻の下を伸ばすように促すと、吉井さんはうまく舌を入れて鼻の下をまるく伸ばし、剃りやすいようにしてくれました。私はなんとかひげを剃り終え、吉井さんに剃り具合を確かめてもらおうとミトンを外し、顎まで手を持っていけるようにしました。すると、吉井さんの手は、とてもなめらかに顎をまんべんなくなで、剃り具合を確かめ、感触を確かめるように顎を往復しました。そして吉井さんは、百点満点ではないけれどもまあいいよ、という表情を浮かべ、手を布団の中に戻し入れました。

看護技術の傍らに見えたもの

顎をなでる手

吉井さんの身体は、長年の習慣を忘れてはいなかったのです。ミトンをはめ、拘縮した手が本来の手の表情を見せた瞬間でした。私はその時に、いつも寝たきりでスプーンをつかむのもおぼつかない吉井さんとは違う、別人に出会ったような感覚を味わいました。

このシーンには、続きがあります。ひげを剃り終わり、熱いおしぼりタオルを手渡すと、吉井さんは自分で顔を拭き、汚れた面を折り返してきちんとたたみました。そして再度、顔を拭いたのです。これまで吉井さんが見せたことのない手の表情、しぐさでした。

私はとても嬉しくなると同時に、ミトンで閉じ込められていた手が愛《いと》おしくなりました。関節が固くなり、なめらかさを失った手で、どうしたらあのような動きができたのでしょうか。吉井さんが八十数年の人生の中で、毎日繰り返してきたひげを剃るという行為。それは、運動機能が低下してもなお、身体の中にとどまり、失われてはいなかったのです。

吸い飲み、スプーンを手渡した時は、吉井さんの手はぎこちないままでした。ひげを剃るという場の中でのみ、顎をなで、タオルで顔をぬぐうという一連の行為が成り立っているようでした。吉井さん本来の手は、ひげ剃りの時だけに現れたのです。

習慣化された行為

吉井さんのエピソードに類似した出来事を、他の看護師たちも体験していました。

ある看護師は、意識レベルが低下して床上《しょうじょう》臥床《がしょう》中の高齢の女性の全身清拭をしていた時、寝巻の裾がまくれて足が露わになったそうです。その時、女性の硬縮していた手が艶っぽい手つきで裾を合わせようとする動きを見せたそうです。

また、タバコが大好きだった男性が、意識朦朧《もうろう》となる中で最期にタバコを吸いたいと言った時、家族がタバコに見立てたストローを渡したそうです。男性はタバコ（ストロー）を持ったとたん、いつもの指で持ち、くわえ、煙を大きく吐くしぐさをみせました。元気だった頃に、ゆっくりとタバコをふかす姿そのものだったと、家族も驚いたそうです。

このような場面に、私たちはどのくらい出会うことができるでしょうか。看護師が意図した出来事ではありませんが、習慣化された行為がその人の身体に残っているのであれば、それを最大限に表出できる場、タイミングを見逃さないでいたいと思います。その瞬間に立ち会うことができた家族は、しばらく忘れていた元気な頃の父、母、夫、妻に会うことができるのです。

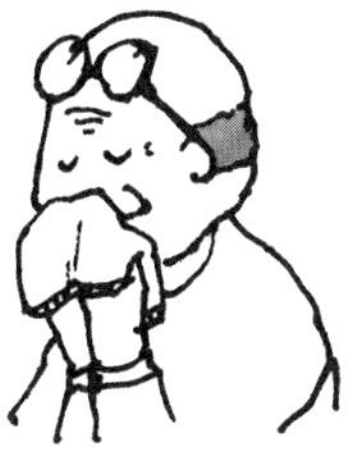

せいよう【整容】　髪型を整える、ひげを剃る、化粧水を付けるなど、身だしなみを整えること。毎日積み重ねてきた習慣的な行為のため、身の回りのことができなくなった人も、手つき・所作が身体化されている。身体化された行為が表出された時、元気だった頃のその人に出会うことができる。

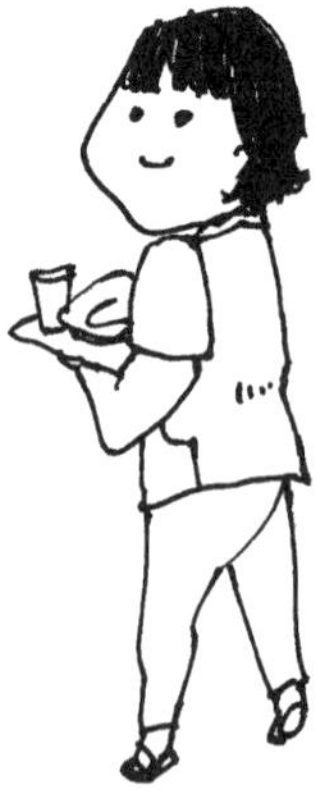

Column

看護技術をめぐるもの・こと

「ヘム」を知っていますか？

「中表、たて4つ折りのシーツの狭いヘムを、広いヘムから20 cmずらして2つ折り（耳側を内側とした）とする」[1)]。

これはシーツを折りたたんで捌《さば》き、「横シーツ」（排泄物でベッドが汚れるのを防ぐためのもの）を作る手順を示したものです。

現在はラバーシーツなどの名前で市販されていますが、一昔前は必要な幅に切ったゴム布の上から横シーツをかけていました。

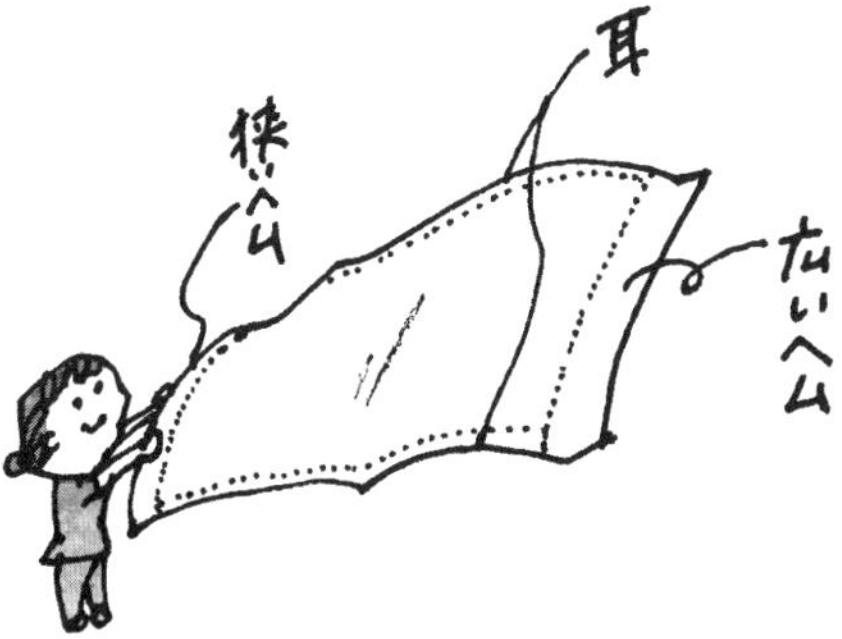

ヘム hemとは、衣類などの横方向の両端がほつれないように縫製されている折り返し部分のことです。上下の折り返し幅の広いほうが「広いヘム」、狭い折り返しのほうが「狭いヘム」です。

一方、縦方向の両端がほつれないように縫製されている両端部selvageは、耳《みみ》と呼ばれます。

便利な既製品が登場したことで一からシーツを捌くことが少なくなり、ヘムや耳といった単語も使われなくなりました。でもベテランの看護教員が、あっという間に大きなシーツを捌く姿は、今でも多くの看護師の心に残っているのではないでしょうか。

文献

1）吉田時子 編著（1979）：看護技術学習書，48–51，日本看護協会出版会

環境整備

モーニングケアから失われたもの

かんきょうせいび【環境整備】　患者の寝具、ベッド周囲を清潔、安全で心地よい状態に整えること。換気、採光、室温を調整する、寝具の崩れを直し汚れを除去することに加え、医療事故などの予防の観点から点滴や医療器具、チューブ類、ベッド柵が患者の状態に適しているかの確認などを行う。

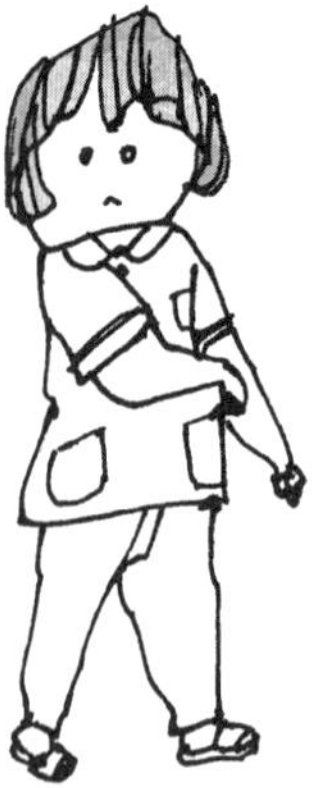

看護技術のある風景

しわひとつないシーツ

浜内さんは二年前から肺がんの治療を受けてきました。今は、抗がん剤治療と放射線治療を受けています。十年前に夫を亡くし、子どもがいないため、一人暮らしでした。実妹がしばしば面会に来ていましたが、入院中の下着や衣類の洗濯は浜内さん自身が病院内のコインランドリーで行っていました。いつも身だしなみに気を遣い、白髪をきれいにまとめていました。半年前、子ども同様にかわいがってきた甥に子どもが生まれ、浜内さんにとっては実の孫のような存在で、床頭台には幼い子どもの写真が飾ってありました。病室には必要最低限の荷物だけが持ち込まれている様子で、広めの個室はガランとしています。

浜内さんは、一日一回、車いすで放射線治療室に行くのが日課でしたが、それ以外の時間は読書やテレビをみるなどして静かに過ごしていました。看護師が検温のために訪室する以外、浜内さんがナースコールを押すことは滅多になく、何か頼みごとがあっても検温の時間まで待っていました。訪室すると、浜内さんはいつも決まってベッドの足元に掛け布団を四つ折りにしてたたみ、シーツのしわをピンと伸ばし、髪の毛一本、ちり一つなくきれいに整えていました。時々昼頃になると、陽のあたる窓辺に掛け布団を移動させ、布団に太陽をあてる姿を見かけました。何気なく、「気持ちよさそうですね。子どもの頃、干した布団の上に寝転がって遊んで、母に叱られました」と話しかけると、いつもはあまり自分のことを語らない浜内さんが、話し出しました。

「こうやって干すと、お日様の匂いがして気持ちいいのよ。お天気がいいと、こんなところでじっとしているのがもったいないっていう気持ちになっちゃうのよ。長年の習性かしらね。病気が見つかる前、ずっと咳が出て調子が悪かったでしょう…検査の結果が出ましたって慌ててかかりつけのお医者さんから電話がかかってきてね。そのまま入院になっちゃったのよね。あの日は本当にいいお天気でね、シーツを洗濯して干しておいたのだけど、妹に取り込んでおいてって言ってね…そうよ…そうだったのよね」。浜内さんは哀しく静かな眼で、病室の小さな窓から清みきった青空を眺めました。

足元に丸められた下着

ある夜のこと、珍しく浜内さんの病室からナースコールがありました。病室内のトイレからのコールでした。浜内さんがナースコールを押してくるのは、よほどの緊急事態に違いないと察し、慌てて病室に行きました。浜内さんは、トイレの床にうずくまり、「ごめんなさい、ご迷惑をかけて。ちょっとふらついて壁に寄りかかったんだけど、転んでしまって。腕が痛くて起き上がれないのよ」と眉間にしわを寄せていました。

なんとかベッドに戻り、腕を見ると大きくはれ上がっていました。エックス線検査をしたところ、前腕の骨にひびが入っていることがわかり、しばらく右前腕を固定することになりました。浜内さんは右利きだったので、慣れない左手で生活するのに苦労していましたが、「時間はあるのだから、大丈夫」と、今までどおり何でも自分でやろうとしました。変わらずシーツもピンと張り、布団もきれいにたたまれていました。

ところがある朝のこと、珍しく掛け布団がぐちゃっと足元に寄せられていました。それだけではなく、パジャマの上着とズボンの柄が揃っていなかったのです。几帳面で身だしなみにも気を遣う浜内さんでしたので、今までにない姿でした。「どうされたんですか」と驚いて尋ねると、「夜に慌ててトイレに行って少しね…」と言葉を濁しました。話したくなさそうな様子だったので、それ以上聞くのはやめ、布団やシーツを整えることにしました。

掛け布団を整えようとすると、布団の足元からビニール袋に入った下着が出てきました。少し汚れているようでした。きっと、浜内さんが昨夜、右手が不自由な中、一人汚した下着を取り換えたのでしょう。後で片づけるつもりで足元に置いたに違いありません。「このお洗濯物は洗面室に置きますね」とさりげなく伝え、掛け布団やシーツを整え、退室しました。

看護技術の傍らに見えたもの

ベッド周りから「その人」がみえる

ベッドの周辺や病室内をみると、ある程度その住人の特徴を推察できます。

例えば、あなたがまだ一度も会ったことがなく、カルテを読んだこともない患者の、ベッド周りの掃除をすることになったとしましょう。患者は検査のために不在です。病室に行くと、ベッドの頭側が挙上され、上掛二枚が足元に寄せられ、ラバーシーツが中央に一枚敷かれています。シーツのしわやベッドフレームにパン屑や抜け毛がちらほらみえました。ベッド柵にかかった屑かごはゴミでいっぱい、床には使用済のティッシュペーパーが数枚落ちています。オーバーテーブルの上には、吸い飲み一個、箸箱だけが置かれていました。さて、これらの状況からどのような患者を想像しますか。

おそらく、患者は一日の大半をベッド上で過ごし、自分ではあまり動かない、あるいは動けないかもしれません。ベッド上での排泄あるいは紙オムツを着用しているかもしれません。病院食にはパンを選んでいて、パン好きかもしれません。実際に患者に会わなくても、ベッド周辺や物品の配置を見ることで、患者の日常生活行動、ＡＤＬ(日常生活動作)などをうかがい知ることができます。

私たちの周囲を取り囲む「モノ」は、それを使う人にとっての意味が一体となって存在しています。整理整頓が得意で、家事をこなして暮らしてきた浜内さんにとって、「使用しない布団」は「たたむ」という意味づけがなされ、行為が導かれるのです。そういう意味で、ベッドの周りのモノには、それらを使う人の跡が残るのです。

ベッド周りを整える時には、患者が使用するものは元あった場所に戻すのが基本です。個々の患者にとって、意味を付与され、レイアウトされたモノを整理整頓だからといって変えてしまうと、これまで習慣化された身体の動きが滞り、不自由さを感じることになります。「環境整備」という看護師の行為は、患者の世界を知り、モノに付与されている意味を知る行為でもあるのです。

「環境整備」再考

環境整備という看護技術が登場したのは、一九七〇年代といわれています。川島みどりは、一九七〇年代に日本の看護に三つの大きな変化があったと述べています[2]。その変化とは、「観察」が「情報収集」に、「看護計画」が「看護過程」に、そして「モーニングケア」「イブニングケア」が「環境整備」に取って代わったことでした。

おそらく背景には、看護を学問として確立しようとする動き、看護理論、看護診断に裏付けられた看護を表す言葉、概念が必要だったのでしょう。当時の看護技術テキストには「環境整備」という技術項目はありませんでした。環境整備に相当するのは、ベッドメーキング、モーニングケア、イブニングケアです。

現在、モーニングケア、イブニングケアの項目が残されている看護技術テキストは珍しくなりました。モーニングケア、イブニングケアが環境整備に置き換えられたことで、看護は何を失ったのでしょうか。

私はかつて、スコットランドのホスピスで二か月ほどフィールドワークをしたことがありました。エディンバラという世界遺産に登録された町の海沿いにある、セント・コロンバス・ホスピスです。そこでは状態のよい患者は毎朝ベッドから起こし、リクライニングの一人掛用のソファに座らせ、トイレ、洗面、身支度を手伝い、朝食のテーブルを整えます。患者たちが朝食をとっている間に、スタッフはベッドを整えます。それはモーニングケアと呼ばれていました。まさに、患者が一日をスタートするためのケアでした。

モーニングケア、イブニングケアという看護技術として、実践や教育の中で行われてきた事柄が、環境整備という概念によって置き忘れてきたもの、それは患者が心地よく一日をスタートし、また苦痛なく就寝できるように患者の安楽をかなえる看護です。

このことを、先ほどの浜内さんの例で考えてみましょう。

病状や症状の変化は、患者の体験世界を大きく変えます。浜内さんは骨折したことによって手が不自由になり、身の回りを整えることが難しくなりました。それは、浜内さんが大切にしてきた生き方そのものに触れる部分がゆるがされる出来事でした。そのゆらぎはシーツや掛け布団の様相として現れ、看護師の目に映ったのです。

「環境整備」は物理的に、具体的なモノを整備することですが、看護師に求められるのは、それだけではありません。患者の周囲にあるモノの「レイアウト」を読み取ることでその人に知覚されている体験世界の意味を捉えること、そしてどのようなケアが必要かを読み取ることなのです。

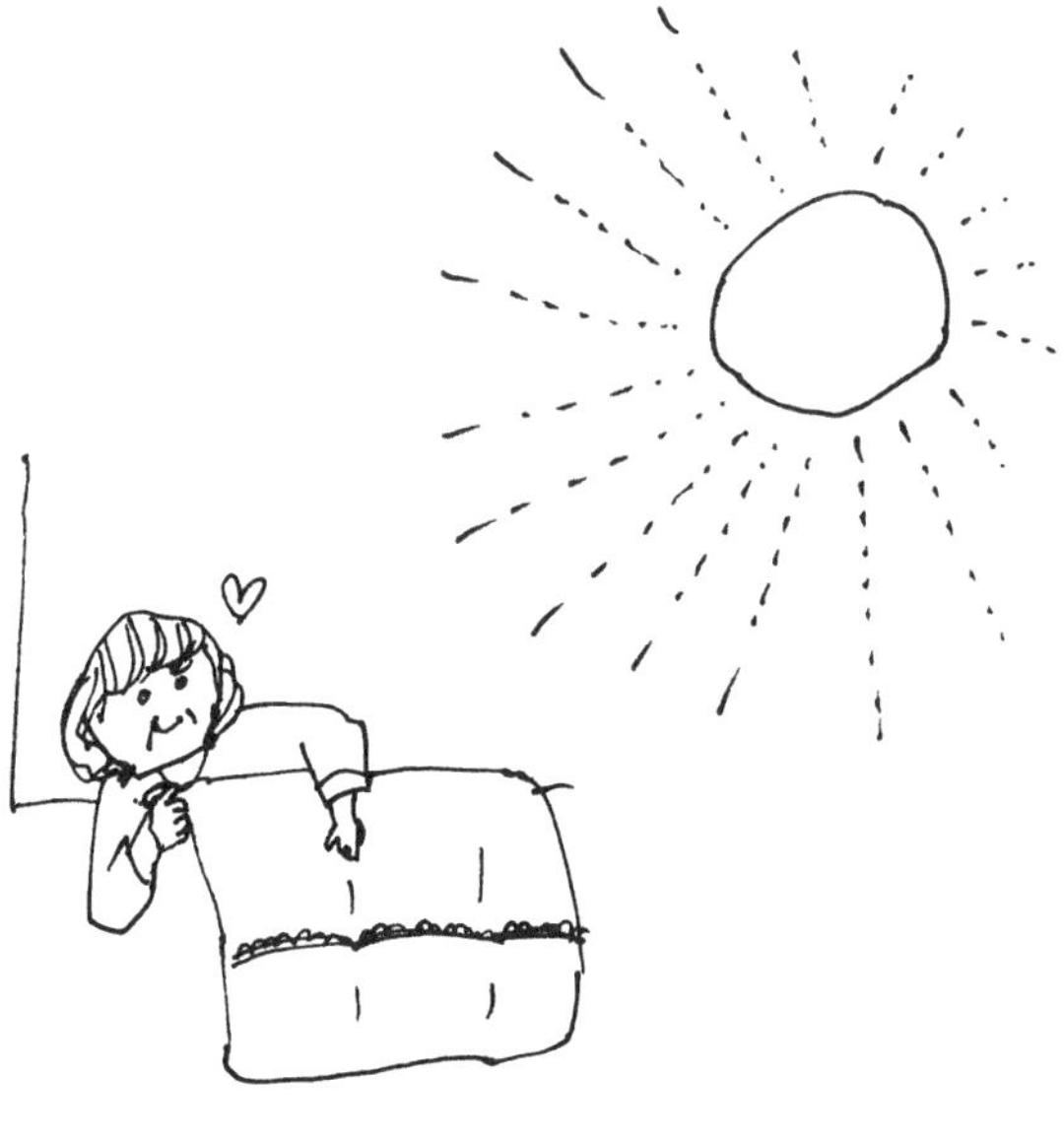

かんきょうせいび【環境整備】　患者の寝具、ベッド周囲を清潔、安全で心地よい状態に整えること。かつては、モーニングケア、イブニングケアと呼ばれ、本来は、患者が心地よく一日をスタートし、また苦痛なく就寝できるように、洗面や身支度、部屋の換気や明かりの調整、寝具を整える技術であった。モーニングケアやイブニングケアが「環境整備」という言葉に置き換えられたことで失われたものもある。その意味で環境整備＝モーニングケア・イブニングケアではない。

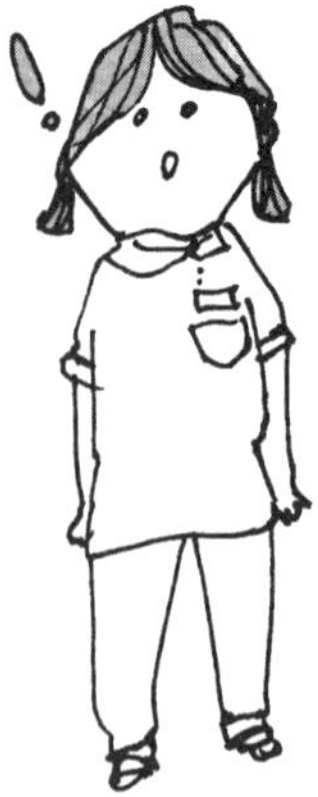

Column

看護技術をめぐるもの・こと

「踏み台」が実習室にある理由

実習室の片隅に「踏み台」が残されていたら、それは高いところの物を取るためではないかもしれません。1979 年の看護技術テキスト[1)]には「踏み台」が看護用具の一つとして登場しています。

「踏台 step ladder：患者がベッドの昇降に使用し、足台と脚の部分に滑り止めがついた踏台である。滑り止めの部分のほこりは常に払い落としておく」[1)]。

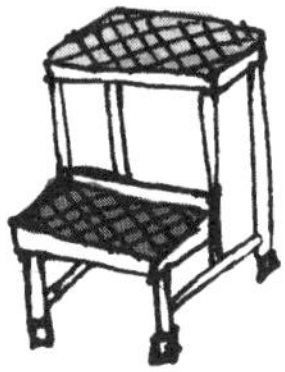

踏み台は、患者がベッドで端坐位になる時の足台や、ベッドから降りて立位になる時の台として使用されていたようです。

高さ調整可能なベッドが普及するまで、ベッドのマットレス面は、医療者が治療や看護を行うのに都合のよい高さに設定されていました。それは、大人が端坐位になっても床面まで足が届かないくらいの高さでした。そのため、患者がベッドから降りる時には踏台が必要だったのです。

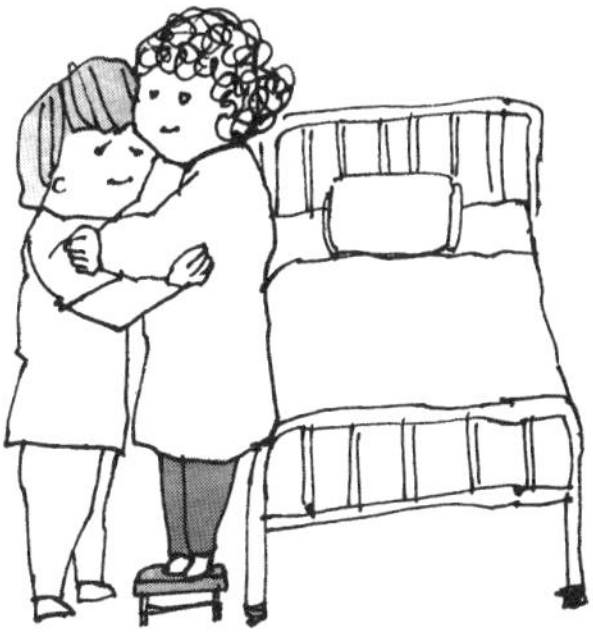

文献

1）吉田時子 編著(1979)：看護技術学習書，31,119，日本看護協会出版会

無菌操作

実は、倫理が問われる技術

むきん そうさ【無菌操作】 消毒薬や高圧蒸気、ガスなどの方法で微生物を除去した状態(無菌)の物品や部位を、無菌状態のまま保つ手技のこと。滅菌、消毒、不潔などを区別し、物品同士を接触しない、いったん不潔になったものは再利用しない、落下菌などが混入しないようにするなどの手技がある。すべての医療行為の安全を守る、基本となる手技である。

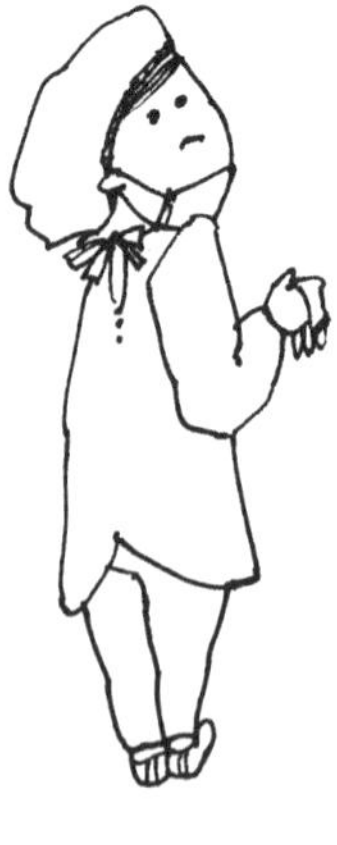

●看護技術のある風景

血液内科病棟で、最も恐れられているのが感染症です。抗がん剤治療によって骨髄機能が抑制され、白血球値がゼロになる患者もいます。抗がん剤が投与された後、感染症への罹患を防ぐため、患者は無菌室で過ごすことになります。無菌室では面会や医療者の出入りも最小限に制限され、トイレや入浴、すべてが部屋の中で済ませられるようになっています。蛇口から出てくる水も滅菌され、空気も無菌状態、外から持ち込まれる食事や患者の衣類、私物も滅菌されたものが搬入されます。敗血症によるショックで命を落とすこともあり、感染症を防ぐためには欠かせない手段です。

患者からの厳しいまなざし

患者の中には、無菌室が快適だという人もいれば、寂しい、独房みたいだという人もいます。病状が安定していれば、夜中まで好きな時間にテレビをみたり、読書ができたりするので、夜中のラウンド(巡回)の時にも起きている人もいます。

看護師にとって、無菌室の患者を担当するのは緊張感を伴います。自分自身が感染源にならないよう入室時の手洗いはもちろんのこと、あらゆる手技にわたって患者からの厳しい視線にさらされます。

東谷さんは、五十代後半の働くシングル女性でした。海外勤務中に白血病と診断され、帰国して治療を受けました。その後は寛解状態を維持し、繰り返し入院治療を受けていました。海外勤務で使い込んだスーツケースに入院物品を梱包し、入院当日に宅急便で病棟に荷物が到着。本人はパソコンを抱えて颯爽《さっそう》とスーツで登場。病室に伺うと、パジャマに着替え、ウィッグを外して頭には艶《あで》やかなスカーフが巻かれていました。

東谷さんは、病気に対する知識も経験も豊富でした。「いつもこのくらいの時期から熱が出るから、そろそろ今日あたりかもね」「少し引っかいたから消毒してくれる?」と自分のことを冷静にアセスメントし、看護師に要求してくる人でしたので、東谷さんの部屋に入る時は、いつも緊張しました。とりわけ点滴のボトル・ルート交換、採血など直接針を刺す時には、東谷さんの鋭く、厳しいまなざしにプレッシャーを感じました。

患者にとっては、看護師のこういった一つひとつの手技の不慣れさや誤りが命とりになるのですから、厳しいまなざしを受けるのは当然です。ひととおりの処置を終えたことを伝え、東谷さんに「ありがとう」とにっこりされると、私は合格点をもらえたようで安堵しました。

真夜中の葛藤

当時、無菌室に入室している患者さんの点滴類は、深夜勤務帯の午前二時頃、無菌室内の前室に設置されたクリーン・ベンチ[*1]の中で調製する業務スケジュールになっていました。準夜勤のスタッフからの申し送りが終わって午前一時に担当患者をラウンドし、異常がないことを確認した後、クリーン・ベンチに向かいました。

夜中二時、マスクとガウン、キャップ、滅菌手袋を付け、注射伝票を見ながら三十本近い点滴ボトルに抗生剤などを準備するのは、かなりきつい作業でした。クリーン・ベンチの中では、当然、注射針やシリンジなど、すべてを無菌的に取り扱い、両肘を空中に浮かせたまま作業します。途中で腕がだるくなり、集中力が続かず、針を不潔にしまうこともたびたびありました。いったん不潔にしてしまった注射針や薬剤、ボトル類は使えないため、最初からやり直しです。

いつも以上に準備しなければならない薬剤が多く、無菌室以外の受け持ち患者も状態が落ち着かない夜のことでした。滅菌手袋をはめた指先が、ふっとどこかに触れたような感触がありました。「あれっ?」と思いましたが、はっきりしなかったため、しばらくそのまま作業を続けました。しかし、だんだんと「もしかしたら、触っていたかも…」という思いが強くなり、頭の中でグルグルと葛藤が始まりました。不潔な操作はしなかったし、大丈夫だろうと思いたい。けれど誰にも見られていなかったので、大丈夫と言ってくれる人がいない。もし触っていたら…。もし患者の誰かが感染したら、私の操作が原因になる…。

結局、私はやり直すことにしました。午前三時近くになっても、私が無菌室から戻らないため先輩が呼びに来て、なんとか午前三時のラウンドには間に合いました。無菌室を出る前に、ガラス越しに東谷さんの部屋をのぞくと、東谷さんがゆっくり寝返りをうつ姿が見えました。無菌室の外では先輩たちが、私の担当患者のナースコールに対応してくれていました。

看護技術の傍らに見えたもの

見えないものを見る

感染性胃腸炎やインフルエンザなど、医療福祉施設などで起こる感染症の蔓延を防ぐために、スタッフの感染予防策の徹底が求められています。スタンダード・プリコーション[*2]という考え方のもとで、誰もが標準的な予防策をとること、無菌的な手技を徹底することが必要です。

言うまでもなく、細菌やウイルスを肉眼で見ることはできないので、見た目だけで不潔か清潔か、見分けはつきません。「ワゴンの上台は清潔、下台は不潔なものを置く」「滅菌布は表が清潔、裏は不潔」と区別しますが、誰かが線を引いてくれるわけではありません。清潔操作、無菌操作は、自分の頭の中で区分して考え物を取り扱うこと、そしてその区分と取り扱いをその場にいる者が共有していることが前提となって成り立っている技術です。常に見えないもの見て線を引き、状況ごとに異なる内と外、清潔と不潔を区別して物を配置し、取り扱うのです。見えない物を概念化して見ること、それを共有し行動することによって感染を防ぐのが、専門職者の知識と技術です。

無菌操作は、たった一人でも行為を怠れば、成り立たないのです。一人ひとりの医療者の行為がつながっていくこと、連鎖していくことが必要な技術なのです。

自分自身に申し開きができるか

私が体験した真夜中の葛藤は、自分自身の良心が問われる出来事でした。つまり、注射針を清潔なものとみなして点滴ボトルを扱う作業を続けていくことについて、「あなたはそれでいいのか？　後悔しないのか？　誰にも恥ずかしくない自分自身でいられるのか？」と、内なる声に問われたのです。

看護倫理、医療倫理において、専門職者に最も重要な徳は「正直さ」です。「道徳的正直さは、堅実性、信頼性、全体性、道徳的人格の統合を意味する。それゆえに、正直さの徳は、人の人格の二つの側面を表すことになる。第一は、自己の諸側面―感情、熱意、知識、その他―の首尾一貫した統合であり、各々が他を補完し、他を阻止しない。第二は、道徳的価値に対して忠実であり、必要な時にはその防衛に立ち上がるという、人格的特性である[3]」。

もし、私が注射針をそのまま使い続け、後悔や罪の意識、恥の感情を持ち続けたままでいるならば、自分自身の道徳的な正直さに従って行動していないことになります。それは、とりもなおさず自分自身に申し開きできないということになります。

たかが無菌操作の手技に良心が問われるの?! と驚くかもしれません。しかし自分しかいない、誰にも見られていない真夜中の密室で、見えないものを見る行為自体が確かなものであるという保証は、自身の道徳的正直さ以外に頼るところはないのです。

さて、私が最終的にやり直そうと思えたのはどうしてでしょうか? その瞬間のことを今は覚えてはいません。でも無菌室を退出する際に、ガラス越しの東谷さんの穏やかな寝息を感じた時、時間がかかって先輩に迷惑もかけたけれど、それでよかったんだと、ねじれのない白分になれたように感じたのは確かです。

＊1 **クリーン・ベンチ** 周囲を壁と天井で囲んだ机の上のようなスペースで、調剤などの操作を無菌で行うための装置。HEPA（High Efficiency Particulate Air）フィルターで濾過した空気をベンチ内に吹き出し、作業空間を陽圧に保つことで高い清浄度を確保する。空気の流れが調製者に直接向かうため、抗がん剤の調製にはエアゾル発生による曝露の危険にさらされるため不適当である（国立がんセンター薬剤部 編 2006『抗がん剤業務ハンドブック』じほう 69より）。

＊2 **スタンダード・プリコーション** 感染症の有無にかかわらず、血液や排泄物など汗以外の体液はすべて感染性があるとみなし、手指消毒や手洗いの他、手袋やマスク、アイシールドなど防護具を使用する。また傷のある皮膚や粘膜に触れる際も同様に行う。

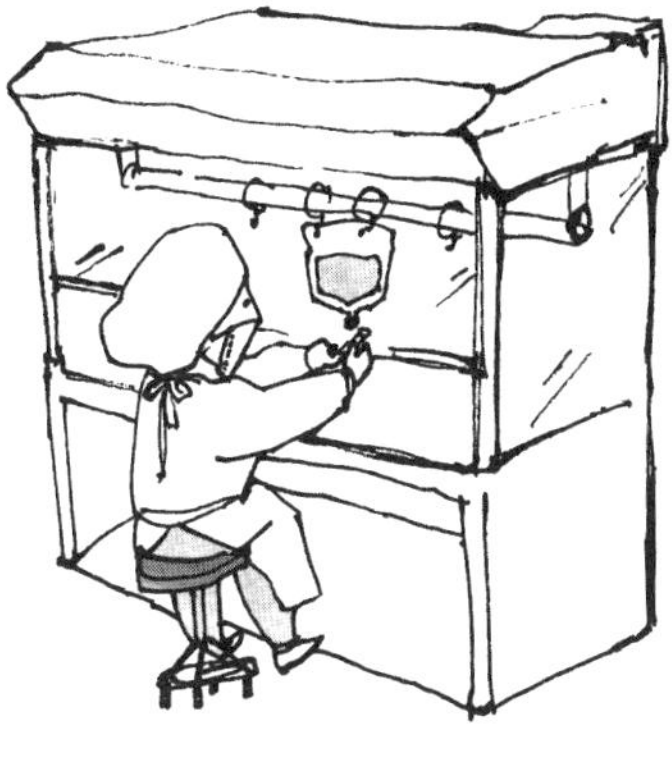

むきん そうさ【無菌操作】 消毒薬や高圧蒸気、ガスなどの方法で微生物を除去した状態（無菌）の物品や部位を、無菌状態のまま保つ手技のこと。無菌操作は、見えないものを見て概念化する行為である。時に、誰にも見られず行う行為であるため、道徳的正直さが問われる、最高に倫理的な行為でもある。

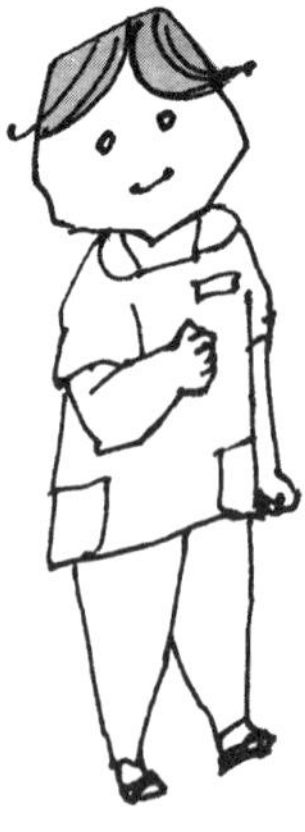

Column

看護技術をめぐるもの・こと

感染管理の常識と非常識

感染管理に関する考え方や対処方法は、より管理を徹底する方向へ、年々変化しています。

様々な医療機器、用具がディスポーザブル製品となり、攝子《せっし》立て、カスト缶を見かけなくなりました。以前は、攝子を取り出したら攝子立てに滅菌布を掛け、不潔にならなければ半日～1 日は使用するのが常識でした。今では、攝子、ガーゼは個包装の滅菌パック入りとなり、そのつど開封します。

手洗い用の消毒液がベースン(図)に準備され、スタッフ全員が使用していたことは、今では信じがたいでしょう。ベッド周囲の掃除では、ほこりの立つベッドブラシは姿を消し、粘着式のロール状のテープが用いられるようになりました。

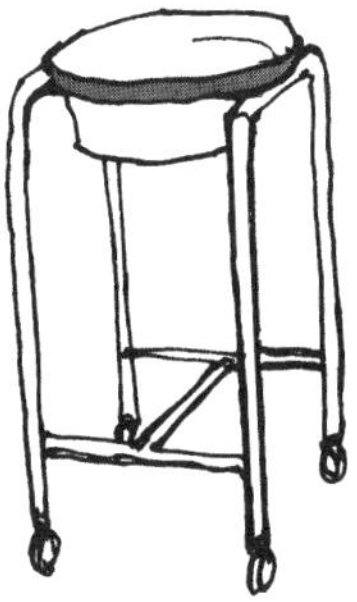

感染管理の考え方は、3 年前の常識が 180 度違うことも珍しくありません。数ある看護技術の中でも、最も変化の激しい分野であることは間違いないでしょう。

急変時の対応

第一発見者はそこを動くな

きゅうへんじのたいおう【急変時の対応】　急激な病状の悪化によって、そのまま放置すると生命の危機を招くような状態になることを急変と呼ぶ。急変には、ターミナル期の患者のように、ある程度予測可能な病状の悪化と、トイレや浴室で意識を失っているところを発見されるなどの予測していない変化が起き、病態の把握ができない場合がある。いずれにしても、その場に居合わせた者の対応によって転帰が左右される。

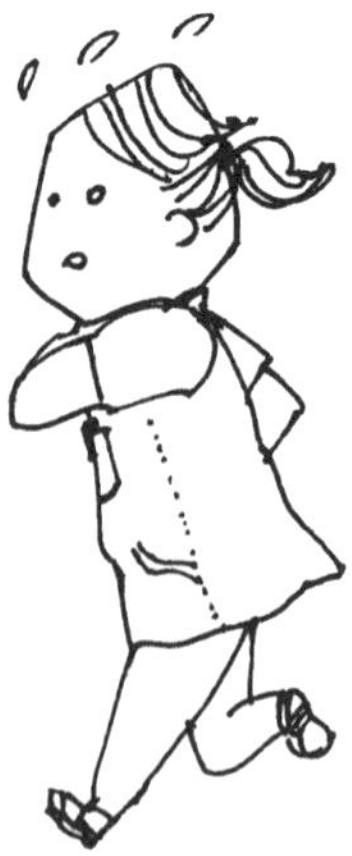

看護技術のある風景

手も足も出ない、初めての急変

一見すると、どこの具合が悪いのだろうかと疑うくらい頑丈な身体つきをしていた樋口さんは、五十代前半の元ラガーマンでした。数年前に腹部のリンパ腫が見つかり、抗がん剤治療を受けていました。薬剤の影響により赤い小さな皮疹ができ、大きな背中は真っ赤な斑点でいっぱいでした。痒みも強かったため、一日に二〜三回、看護師が背中に軟膏を塗っていました。

午前十時頃、検温のためにベッドサイドに行くと、入職して三か月目を迎えた私に、樋口さんは「もう仕事に慣れた? 背中に薬、塗ってもらおうか」と親しみをもって接してくれました。特に体調の変化はなさそうだったので、背中を温タオルで拭き、軟膏を塗布しました。

午前十一時半、昼の配薬のために病室に行くと、樋口さんがだるそうにベッドに横になっていました。どうしたのだろうと声をかけようとした瞬間、樋口さんの眼球が上転[*1]し、全身に痙攣《けいれん》が起こりました。

私はとにかく驚き、病室から飛び出してナースステーションに駆け込みました。ちょうど同じチームの三年目の先輩が記録をしていました。彼女は何が起こったのかを詳しく聞くよりも、私の慌てぶりに患者の異変を察知したのでしょう。すぐに病室に向かってくれました。私はどうしてよいかわからず、先輩の後を追いかけ、樋口さんの足元で、文字通り手も足も出ませんでした。

先輩は樋口さんの肩を叩きながら、「樋口さん」と数回呼びかけ、緊急用のナースコールを押し、「急変、カート持ってきて」と言いました。そして、樋口さんの口元に自分の顔を近づけ、呼吸状態を確認しつつ脈をとろうとすると、樋口さんは低いうなり声をあげました。

緊急用ナースコールの音が鳴り響く中、救急カートを押したリーダーナースと医師がバタバタと病室に駆け込んできました。そして病棟内の手の空いた看護師や医師が続々と樋口さんのベッドサイドに集まり、あっという間に酸素吸入の準備、血圧測定などが同時並行して行われました。私は何もできず、ただベッドの足元でその光景を見ていました。

医師が「呼吸は戻っているし、後で検査入れておくか」と言い、先輩看護師は私に「落ち着いたからもう大丈夫、後でもう一度バイタルを測っておいて」と言いました。そして「次に同じことが起こったら、その場を離れないで、まずナースコールを押してそこにいなきゃだめ」と言いました。

ドアからのぞいたピンクのサンダル

樋口さんの出来事があってから二か月後、初秋の涼しい夜のことでした。午後十一時、準夜勤の勤務時間帯最後のラウンド時、四人部屋の手前のベッドが空っぽでした。西浦さんのベッドです。きっとトイレにでも行っているのだろうと思い、他の病室のラウンドを済ませ、尿器を片づけるためにトイレに立ち寄りました。

そういえば、西浦さんはトイレから戻ったかなぁと思い、女子トイレをのぞいてみました。三つある個室のうち、一つのドアが閉まり、使用中のようでした。念のため「大丈夫ですか?」と声をかけましたが、何の返答もありません。嫌な予感がして、もう一度ドアのほうを見ると、ピンクのサンダルの端が見えました。

とっさに、臨月の妊婦のように腹水がたまった四十代の患者さん、西浦さんの姿が頭をよぎりました。「赤ちゃん産むみたいでしょう。でも顔や手足は痩せているから、栄養不足の子どもみたいね」と悲しそうに微笑んでいた西浦さん。彼女の浅黒くて細い素足に、ピンクのスパンコールのついたサンダルがキラキラしていた昼間の光景が、よみがえってきました。ドアの下に見えていたのは、まさに西浦さんのサンダルでした。

西浦さんが倒れている! 私は気が動転し、ナースステーションに駆け込みました。深夜勤務の看護師たちがすでに出勤しており、総勢五名の先輩たちが手早くトイレのドアの鍵をはずして、ストレッチャーを運び入れ、西浦さんを病室に移送しました。西浦さんは意識があり、大事には至りませんでした。

私は、またも、急変発見現場にとどまることなく、ナースステーションに駆け込んでしまいました。トイレにもナースコールはあるのだから、その場を離れてはいけないと再び先輩から助言を受けました。

三度目の正直

西浦さんの出来事から一か月後のことでした。かねてから呼吸状態が悪かった戸田さんをポータブルトイレに移乗した直後でした。戸田さんの眼球が上転し、意識レベルが低下しました。数日前にも同じようなことが起こりましたが、その時は先輩看護師と一緒でした。その時先輩は、素早く戸田さんをベッドに寝かせ、気道確保の体位をとり酸素投与量を指示量上限まで上げ、呼吸状態、脈拍を確認しました。すると徐々に戸田さんの意識レベルが回復していきました。

今回は、病室には私一人でした。まず緊急用のナースコールを押し、数日前の先輩と同じように、戸田さんをベッドに寝かせ、気道を確保、酸素流量計を回しました。先輩が病室に到着した時には、戸田さんの状態は回復していました。

私は、三度目の正直で、やっと「急変の第一発見者は、その場を離れるべからず」という教えを実行に移すことができたのでした。

看護技術の傍らに見えたもの

急変を最初に発見したら…

誰にでも、初めての患者の急変にまつわる体験やエピソードがあるでしょう。新人看護師にとっては、安定した状態の患者の観察やケアを行うだけでも精一杯で、患者の急変時に対応するのはハードルの高い課題です。急変時の対応について研修プログラムなども行われてはいるものの、日常的に経験する出来事ではないため、研修で学んだことを即実行することができるまでには、繰り返しのトレーニングが必要になります。

第一発見者は、「患者の異変を発見したら、素早く周囲の安全確認と必要な感染防御を行う。体動・反応の確認は患者の両肩に手を当てて、軽くたたきながら大声で呼びかける。患者の体動・反応がないと判断したら、応援者と必要物品の要請を行う[4]」ことを求められます。

しかし、私は二度も現場を離れてしまったのです。気が動転し、とにかく早く誰かを呼びに行かなければという思いだけで突っ走ってしまいました。

三回目になって、ようやくその場にとどまり、応援を呼ぶことができました。戸田さんの急変は予測可能な変化であり、数日前にも同じ場面を経験していたこと、戸田さんの病状に何が起こっているのかをわかっていたため、私にとっては準備が整った状態での急変だったからです。

看護師であるということ

看護師は、医療施設内に限らず、あらゆる場で容体の急変した人に対応し、人々の命を守る使命があることは言うまでもありません。「看護師であるということ」は、目の前の患者の苦しみから目をそらすことなく患者と向き合い、専門職としてのスキルと人間的な関与が絡み合うような仕事に対する使命感をもった人であり続けることが求められます[5]。急変時の対応はまさに、「看護師であるということ」を突き付けられる場面といえます。

新人は、看護師になる途上にあります。看護師国家資格を得たからといって、一足飛びに看護師になれるわけではありません。専門的なスキルや判断力を段階的に身につけていくのと同じように、看護の価値を内在化していくこと、それらを行為として表していくこと、すべてが一体となって時間をかけて看護師になっていくのです。

第一発見者として二回も現場から駆け出した私は、ようやく三回目にして看護師となるステップを一段上がることができたのです。

＊1　**眼球が上転**　本人の意思にかかわらず、眼球が上方向に動く、つまり虹彩（黒目）が上方向にいってしまうこと。痙攣時や、精神疾患の薬の副作用でよくみられる。一般的に言われる「白目をむく」状態になるので、そばに家族がいた場合には、患者の様子にショックを受けることもある。

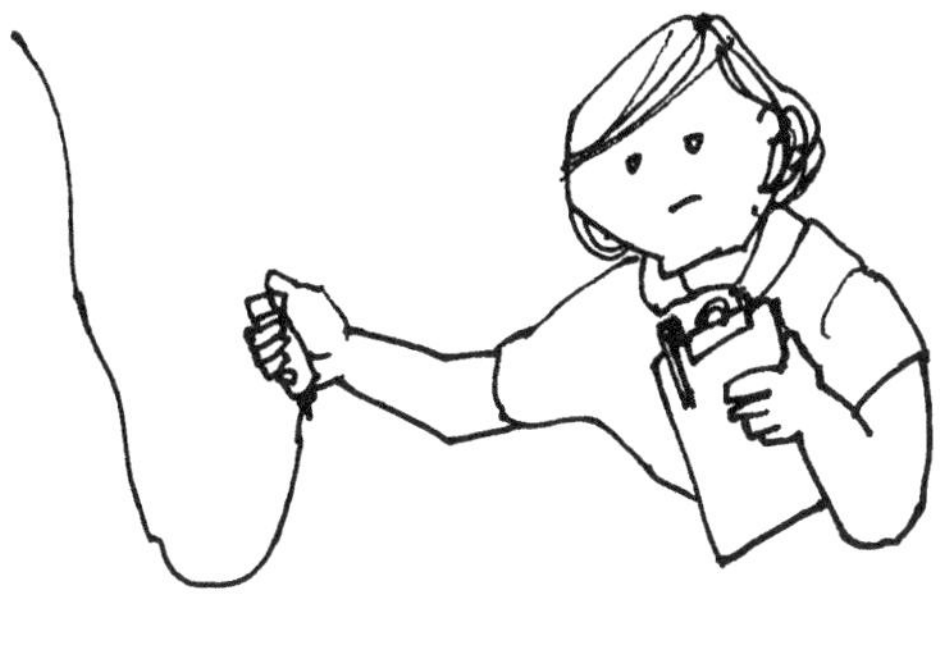

きゅうへんじのたいおう【急変時の対応】 急変を発見した場合、第一発見者は現場を離れないことが鉄則である。急変時の対応は新人看護師にとって、目の前の患者の苦しみから目をそらすことなく、応急処置を行う判断力とスキルのみならず使命感を試されるハードルの高い課題である。急変時に現場にとどまることができるかということは、「看護師であること」を問われることでもあり、新人看護師が看護師になっていくプロセスの、大切な一ステップとなる。

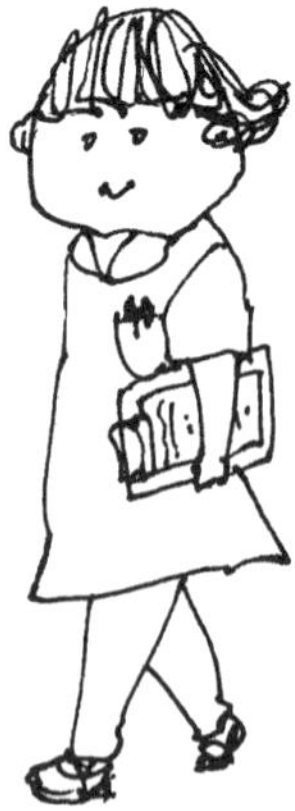

Column

看護技術をめぐるもの・こと

感染管理の徹底を阻むもの

感染管理が徹底する中、看護師を目指す若い世代の人にとって、医療の中における清潔・不潔の区別の厳密さと、日常生活の中での意識や行動との落差が大きいようです。

彼らの多くは、床に鞄や食べ物を置く、トイレの中で物を食べるなどを違和感なく行います。それらが習慣になってしまうと、清潔・不潔、感染管理を知識としては理解できても、実際の行動につなげることが難しく、教室の床に滅菌物を置く、オーバーテーブルの上に便器を置くなどの行為を無意識に行ってしまうのです。

看護師になるということは、清潔・不潔の観念を、特別な場面で行うものとしてではなく、日常の習慣的な行為として身につけていくことでもあるのです。

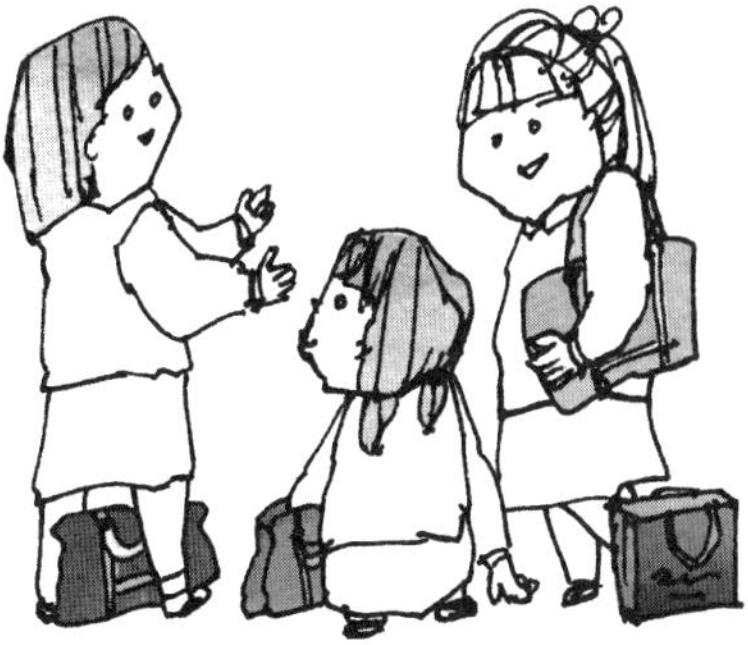

体位変換

身体の「隙間」を探し当てる

たいいへんかん【体位変換】　意識障害、麻痺などによって運動機能に障害のある患者、体力低下や全身状態の悪化によって一人では動けない患者の身体の向きや姿勢を変えること。身体の一定箇所に圧をかけないように枕などを使用する。食事や排泄などの日常生活行動を送るためには、体位や姿勢を整え、保持することが基本となる。

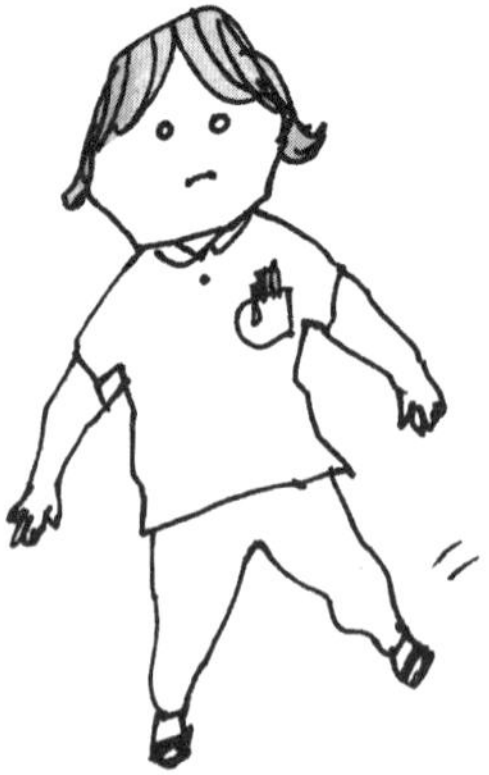

看護技術のある風景

触られただけで痛い

小杉さんは、骨髄腫のために繰り返し入院している患者さんです。背骨がもろくなり、痛みも強く、次第に歩けなくなりました。常に仰向けの姿勢を保っていましたが、ほんの少しベッドの頭側を起こすだけでも痛みが走りました。

食事は、頭の左側にスペースをつくり、お膳ごと置きます。看護師が右肩の下にタオルを薄くたたんで差し込み、ほんの少しだけ右側が高くなるように整えると、小杉さんは、手鏡を見ながらフォークやストローをうまく使って一人で食事をすることができました。おかずや主食は食べやすいように串に刺し、おにぎりにするなど栄養課の工夫で対応していました。同じように、歯磨き粉を付けた歯ブラシとガーグルベースンを枕元に準備すると、一人で洗面も行うことができました。

小杉さんも看護師も一苦労だったのが着替え、清拭、シーツ交換、排便でした。痛みのために、背中にバスタオル一枚挟むのもやっとの状態だったので、身体の向きを変えるのは看護師二人がかりです。小杉さんの身体は、長年の痛みとの闘いのために、誰かに触られると思っただけで身が縮こまり、こわばっているのがわかりました。痛くなるのではないかと思うと反射的に身構えてしまうようでした。手が触れたとたんに、背中がびくっとして、硬直していくのです。せっかく背中を拭いても、痛みと緊張で着替えが終わった背中が再び汗でびっしょり濡れてしまっていることもありました。

仰向けのままで着替える

ところが、不思議な例外がありました。臨床七年目の鈴木看護師と一緒にケアをした時の小杉さんの反応は、まったく違っていたのです。病室に入った時の小杉さんと妻の表情から見ても、その安心しきった笑顔は特別でした。「鈴木さんがやってくれるの！　ありがたいね」。

鈴木看護師はケアが丁寧でやさしく、患者たちからも信頼されていました。私は鈴木看護師のやり方はどこが違うのか、何か技があるのかと手元をじっと見ながら、何度か一緒に小杉さんのケアを行いました。

鈴木看護師から盗み取った技は、パジャマの上着や下着などの着脱時、痛みなく動かせる肩関節や腕は患者自身に着脱してもらうこと、側臥位にはせず肩関節に手を入れて背中に隙間をつくり、薄いタオルで拭くことでした。着替えはマットレスをぐっと押しつけて背中との間に隙間をつくって衣類を差し込み、少しずつ、ゆっくりと引っ張り出すのです。

立って用を足したい

二、三日前に、多床室からステーション前の二人床室に移動してきた持田さんもまた、痛みのコントロールがつかず、病状が悪化していました。動き始めにわき腹や腰背部に痛みが出るため、ゆっくりと自分なりに動いて生活していました。このところ、排尿がスムーズにいかず、急に尿意を感じて失禁したり、尿意があってもしぶり感だけで排尿がなかったりという症状が続いていました。急に尿意があるため、ベッドサイドで立位になり、尿器をあてて排尿するようになりました。ふらつきもあり、転倒しそうになったため、ベッドから起き上がる時には看護師が介助するようになりました。

持田さんは左のわき腹から腰、背部にかけての痛みが強く、ベッドから起き上がる時には右側のベッド柵をつかみながら、右側臥位から坐位になり、ゆっくりと立位になる方法をとっていました。看護計画にも排泄の時の介助の方法が記録され、看護師たちはその日の受け持ちになるたびに確認しました。持田さんは病状が悪化するにつれ、イライラ感を募らせ、介助方法の微細な違いに怒りをあらわにしました。

「いちいち、どちら側に起きますかなんて聞かないでくれ、ちゃんと看護師同士で申し送りしてるのか！」「この間の○○さんのやり方は、痛かった。痛いところを触らないで欲しい」という具合です。もっともな要求です。看護計画の用紙には、細部にわたって対策が書き込まれました。しかし、そのとおりにやっても怒られることもあり、持田さんの受け持ちになると一日、気が重くなりました。日ごとに立位になると呼吸状態が悪化し、ベッド上での排尿を勧めましたが、持田さんは頑として受け入れませんでした。

「そろそろ、立ちましょうか」

そのような状況の中で、持田さんが唯一安心してケアを任せていたのは、やはり鈴木看護師でした。私が鈴木看護師と一緒に夜勤をした時のことでした。持田さんの部屋からナースコールがありました。いましがた鈴木看護師は病室に入っていったばかりだったので、おかしいなと思いながら部屋に入ると、鈴木看護師はベッドに腰掛けた持田さんと向かい合って立ち、背中をさすっていました。

鈴木看護師は私に、持田さんがふらつきそうになったら背中側から支えるように言いました。「そろそろ、立ちましょうか」と鈴木看護師が声をかけると、持田さんは頭を持ち上げました。持田さんが息を吸いこむのに合わせて立ち上がると、鈴木看護師は素早く尿器をあてました。

排尿を済ませると、持田さんはゆっくりとベッドに腰掛け、しばらく呼吸を整えると、ベッド柵を頼りに自分でベッドに横になりました。そして、会釈の代わりに軽く手を振りました。そこには、「ありがとう」と「すまないね」という気持ちが込められているようでした。

看護技術の傍らに見えたもの

隙間に差し込んだ手

小杉さんに痛みを感じさせることなく清拭や更衣を行う鈴木看護師の技術には、いったい何があったのでしょう。他の看護師と何が違うのかを改めて考えてみます。

鈴木看護師は、決して強引に患者を側臥位にすることはありませんでした。三人程度で支えれば、小杉さんの身体を支えながら背中を拭くことはできたかもしれません。しかし、鈴木看護師は、肩関節と背中、マットレスとの隙間にすうっと手を滑り込ませ、小刻みにタオルを動かして背中を拭き、「いかがですか」と聞きながら、必ず「腰のところ触りますよ」と身体に触れつつ、声をかけていました。そして、意外にも、そのようなやりとりの中で、小杉さんの背中がかなり持ち上がっている時もありました。

私たちの身体は、解剖学的、生理学的な知識で説明できる事柄だけで機能しているわけではありません。痛いのではないかと身構えてしまう小杉さんに、いくら言葉で安楽な方法を説明し説得しても、小杉さんの身体はかたくななままでしょう。鈴木看護師が探し当てた「隙間」は、小杉さんの病態を踏まえ、痛みのない部位を見定めた上で見つけた部位でした。そして同時に、看護師の手が入り込むことを拒み、カチカチに閉じていた小杉さんの身体にわずかに開けられていた「隙間」だったのではないでしょうか。

「動き」をつくる

鈴木看護師の手は、小杉さんの身体が発する反応を確かめているようでした。鈴木看護師は、丁寧に言葉をかけながら、同時に手を介して、反応を受け取り次に行う行為を伝えていたのではないでしょうか。

看護師は、患者の身体に触れることによって患者からの緊張や痛みを知り、身体の向きを変える時の力加減を調整しています。患者もまた同様に、看護師の身体の動きから次にどのように動けばよいかが促され、体位や姿勢を変えるという具合です。鈴木看護師の一連の行為を考える時、中村雄二郎の経験の技術＝アートに関する、次の記述を思い出さずにはいられません。

「実践とは、各人が身を以てする決断と選択をとおして隠された現実の諸相を引き出すことなのである」[6]。

小杉さん、持田さんともに、動きたいという意思があっても痛みのために身体が固くなり、身構え、動くことができません。本来彼らがもつ力、〈隠された現実の諸相〉を引き出す最初の一手が隙間に差し込まれた手であり、背中をさする手だったといえます。手は「身を以てする決断と選択」をする重要なものなのです。

手から伝わる感覚に鋭敏になることは「決断し選択する〈自己〉の身体性に十分な考慮を払う」[7]ことです。それによって、理論としての体位変換が、患者を目の前にした行為として、大きく飛躍するのではないでしょうか。

セオリーどおりに患者の体位を変えようとする時、抵抗を感じたことはありませんか? 基本に忠実にやっているのにどうしてうまくいかないのかといぶかしく思ったことはありませんか? その方法は決して間違いではなく、テキストどおりのボディメカニクスに沿った体位変換、つまり「理論としての体位変換」です。

鈴木看護師の体位変換は、患者の身体から発せられる声に耳を傾けると同時に、自分の身体に伝わってくる感覚に注意を払い、患者自身も気づいていないような身体の動きを引き出していました。それは、理論として観念的に知っている体位変換を行為に移すのとは異なります。鈴木看護師は、「〈活動する身体〉をそなえた主体」として、小杉さんからの働きかけを受けとめながら、「他者との間の相互行為として[8]」の体位変換を行っていたのです。

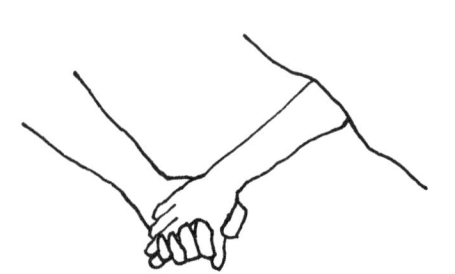

たいいへんかん【体位変換】　意識障害、麻痺などによって運動機能に障害のある患者、体力低下や全身状態の悪化によって一人では動けない患者の身体の向きや姿勢を変えること。看護師自身の身体、手から伝わる感覚に注意を払うことにより、言葉にならない患者の身体の反応を受け取り、可能な動きを引き出し、動きをつくる行為となる。

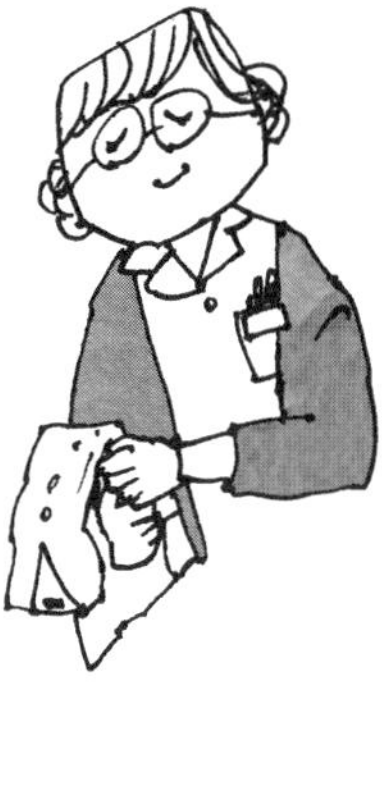

清拭

サテンのランジェリーとCVカテーテル

せいしき【清拭】　病人などの身体を拭いて清潔にすること。温かいタオルなどで全身を拭くことによって、身体を清潔にするとともに血行をよくする効果も期待できる。なんらかの理由で入浴できない人や、入浴・シャワーを使用できない環境状況におかれた場合に実施される。全身を拭く全身清拭、上半身や下半身など部分的に拭くことを部分清拭と呼ぶ。ベッドバスとも呼ばれている。

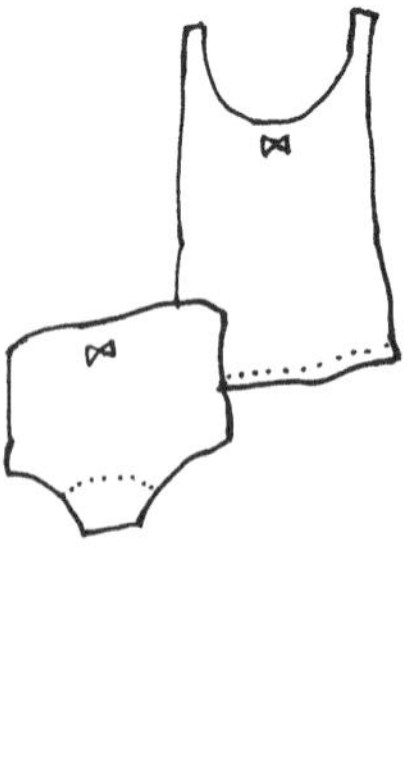

●看護技術のある風景

六十歳代の女性、小森さんは悪性リンパ腫のため抗がん剤治療を受け、肌は浅黒く、三十キロ台にまで痩せていました。積極的な治療の効果はみられず、三十八度前後の熱が下がらない状態が一週間近く続いていました。ベッドに横になっていることが多く、身体はベッドの幅半分にも満たないくらい小柄です。薄黄色の厚手のコットンのパジャマもブカブカで、襟ぐりが大きく開き、挿入されているCVカテーテル[*1]のテープ固定が見えました。

小森さんは身体がだるいせいか口数も少なく、会話ははずみません。トイレまでの歩行にも体力を消耗するためベッドサイドにはポータブルトイレが設置されていました。病院の近くに住む娘が、幼い子どもをベビーカーに乗せ、毎日昼の時間帯に面会に来ていました。着替えなどを交換し、三十分程度で帰っていきました。

病棟ナースのカンファレンスでは、小森さんがターミナル期を迎えていること、数年前に夫を亡くし一人暮らしで、嫁いだ一人娘がいること、娘の夫が来院できる日に病状の説明などを行う予定であることが話されていました。娘は子育てや、夫の事業も手伝っているため多忙とのことでした。看護師たちはゆっくりと娘と話したことがなく、母親の病状や今後のことをどのように受けとめているのかが気がかりでした。

パジャマの下に見えたもの

小森さんにはシャワー浴をするほどの体力はありません。ここ数日は着替えも億劫《おっくう》になっていたので、私は清拭を提案してみました。検温をする時にもほとんど話さない小森さんに、なんとか近づきたいという思いもありました。

案外、小森さんはすんなりと清拭を受け入れてくれました。小森さんにはベッドに腰掛けてもらい、私はロッカーから着替えを出しました。ロッカーの中には、パジャマと下着、靴下など一式が、一つの袋に入っていました。きっと娘が洗濯して準備しているのでしょう。ハンガーには薄手のガウン、戸棚には開封された尿とりパットもありました。

小森さんは自分で上半身を拭くことができたので、背中など手の届かないところを介助することにしました。そして、小森さんがパジャマを脱ぎ下着姿になった時のことでした。

私は、目に飛び込んできた光景に戸惑いを感じました。小森さんの下着が、ツルツルした真っ白のサテン生地で、細い肩ひもや胸のあたり、裾までレースがふんだんに使われた高級ブランドのランジェリーだったのです。それまでどうして小森さんの下着に気がつかなかったのか不思議でしたが、初めて目にした小森さんの姿でした。かつて丁寧に染め上げ、手入れされていたのではないかと思わせる茶色く白髪交じりになった髪、剥げかけてはいるものの上品な薄ピンク色のマニキュアが塗られた爪、大きな宝石の付いた指輪が、一気に私の目に飛び込んできました。そして、艶やかなレースや宝石の輝きと、骨ばってカサカサした土気色《つちけいろ》[*2]の皮膚やCVラインは、異様なコントラストをなしていました。

その時、カーテン越しに幼い子どもと母親の声が聞こえました。娘が面会に来たのです。いつもの面会時間よりも少し早いようでした。

予想外の反応

私は、いつもさっと帰ってしまう娘が小森さんとゆっくり過ごしてもらうことができたらと、「いま、お身体を拭いているのですが、あと少しで終わりますので、中にどうぞ」とカーテンの中に招こうとしました。すると、娘は「いいえ、結構です。外で待っています」と硬い表情でした。

私は、てっきり、病室に入ってくると思っていたので、予想外の娘の反応に戸惑いました。しかし、限られた面会時間なので、娘を待たせないよう、手早くケアを終えました。そして、廊下にいる娘に声をかけ、カーテンの中に戻ろうとした時です。

「お母様…」

娘が小森さんに呼びかける声が聞こえました。すると小森さんの表情がたちどころに変わり、またもや私は目が釘付けになってしまいました。母親を「お母様」と呼ぶ娘、背筋を伸ばし、娘と孫に向けたやさしく凛《りん》とした小森さんの姿、一瞬で病室の空気が変わりました。

一つの家族の情景

どうして娘は面会に来ても小森さんと長い時間を過ごさないのか。忙しいだけだろうか。ターミナル期になって、少しでも家族一緒に過ごす時間をつくってもらいたい。でも、どこかつかみきれないなあ、というのが私の本音でした。ところがこの時、小森さんと家族の情景が、一気に私の中に浮かび上がってきたのです。

小森さんは、娘の前で容易に肌をさらす人ではなかったのではないか、娘であっても弱みをみせる母親ではなかったのではないか、レースの下着、手入れの行き届いた爪や髪、おしゃれに気を遣う「お母様」だったのではないか…。

物静かで、ほとんど自分のことを語らない小森さんでしたが、レースの下着は、十分に彼女の生き方、家族との関係を映し出していました。

小森さんの身体を覆い包んできたレースの下着は、先の見えない病状への不安につぶされまい、これまでどおりの自分でいたいと踏ん張る思い、しかし思うように動けなくなっている思いを包んでいたのでしょう。娘は、毎日、どんな思いで母親の下着を洗濯し、病院に届けていたのでしょうか。

看護技術の傍らに見えたもの

下着から透けて見えた人生

振り返って思えば、私自身の中には、病人の下着は白い木綿が一番という思い込みがあったことが始まりでした。病人の下着はこうあるべき、家族は患者のケア場面への同席をいとわない、という私の思い込みから外れた光景が、私の目に飛び込んできたのです。その違和感が結果的に小森さんと娘に対する見方を変えることになりました。下着、そして清拭場面への娘の反応から透けてみえるのは、小森さんが過ごしてきた生活、家族の歴史でした。

看護師にとって患者の裸を見ることは、必要かつ不可避、当たり前のことです。しかし、これまで一人で自立して生活してきた小森さんにとって、清拭の介助を受けるために裸をさらさなければならないことは、自分の身体を他者に委ね、むき出しにされる体験でもあったでしょう。小森さんにとって裸をさらすことは、非日常的な行為なのです。

だからこそ、彼女は日常の延長にあるレースの下着という薄い布一枚によって、自分の大切にしてきたものを守ろうとしたのかもしれません。

「世話される―世話する」家族の関係性の変化

あなたは家族の前で、気軽に裸になれますか？　家族の前で裸をさらせるからといって、家族間の親密さが高いとはいえません。居住環境、習慣や生活スタイルなどによっても異なります。ただし、少なくとも裸の状態では、きどったりできないので、ありのままの自分をさらけ出すことにはなります。

小森さんはこれまで、娘の前で裸になることはなく、娘もまた母の裸を見る機会もなかったのでしょう。小森さんにとっては、下着を娘に洗わせること自体、裸を見せるのと同じくらいの抵抗があったかもしれません。

小森さんと娘にとっては、裸の身体を「見られる―見る」時、そこには、「世話される―世話する」関係性の変化が生じていると考えられます。幼い頃から娘にとって母親は自分を世話し、気遣ってくれる存在であったのに、目の前の母親は、もはや自分を世話してくれる存在ではなくなっています。娘にとっては、いつまでも頼れる「お母様」でいてもらいたいのですが、現実は刻々と変わっていきました。母親の清拭の場に居合わせたことは、今、まさに自分が世話する立場に逆転したことを思い知らされる出来事だったのではないでしょうか。

このことは単に、観念や認識のレベルの問題ではありません。介護、世話は相手の身体を見ること、触れる行為なしには成り立ちません。初めて介護に関わろうとする家族にとって、それらの行為は「身体とつきあうことへの恐れやとまどいや無能感など、自分の感情に直面させられることでもある」[9]のです。とくに、これまでほとんど相手の身体と付き合ってこなかった場合は、その思いが強くなるでしょう。家族間で経験される「世話される―世話する」関係性の変化は、心情的な葛藤や喪失感を伴う出来事なのです。

＊1　**ＣＶカテーテルのテープ固定**　治療薬や高カロリー輸液を行うために、中心静脈内（ＣＶ）にカテーテルを挿入・留置することがある。カテーテルは頸部や鎖骨下静脈に刺入されるため、日常生活行動の中で、ルート接続部が剥がれたり汚染されたりしないように、ドレッシング材で保護し、清潔を保つ。

＊2　**土気色の皮膚**　繰り返し抗がん剤治療が行われることによって、様々な皮膚障害が生じる。色素沈着もその一つで、そのために皮膚が土の色のように変化する。

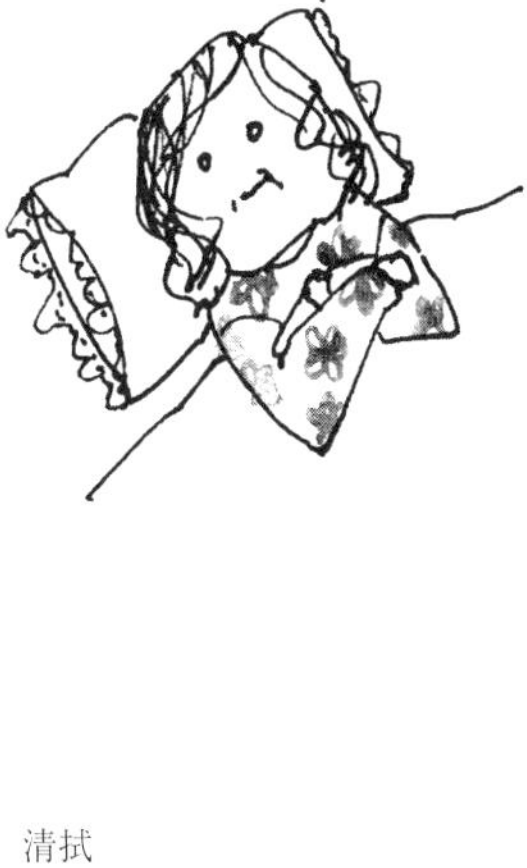

せいしき【清拭】　病人などの身体を拭いて清潔にすること。患者の身体を拭く場面で、看護師、介助者は患者の下着や裸を目にすることになる。身体性を伴う清拭行為は、「世話される―世話する」関係性の反転が生じやすく、人が過ごしてきた生活、人生があらわになる場面でもある。

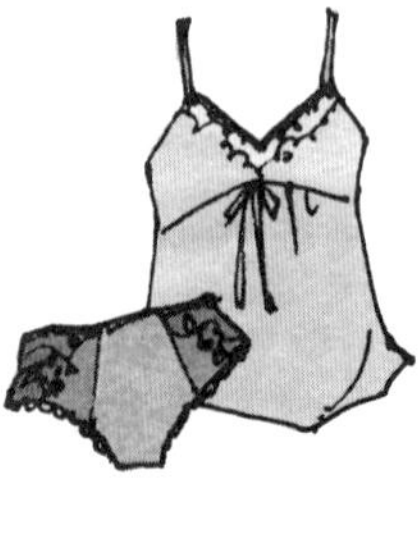

Column

看護技術をめぐるもの・こと

消えた看護技術の道具、「しぼり棒」

「しぼり棒」を知っている人は、あまりいないかもしれません。「しぼり棒」とは、その名のとおり、「しぼるための棒」です。

「(湿布しぼりとは)二重の生天竺木綿で作った約 18×44 cm の袋。長い辺の両端には、湿布しぼり棒を通せるように約 6 cm の折り返しがある。袋の中央に口が開いている。この中央の合わせ口から湿布材料を入れ、両端にしぼり棒を通してしぼる」[1]。

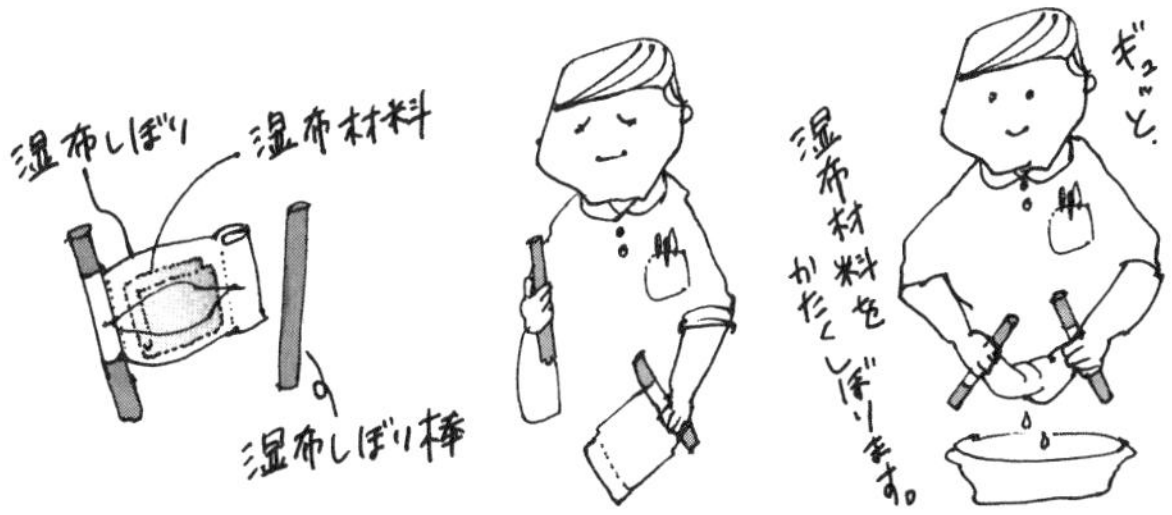

清拭時に使用する湯の温度は、50〜60 度程度ですが、熱布清拭や温罨法のためにタオルを使う場合には 70〜80 度の熱湯が使用されます。

現在では、清拭車や保温器・電子レンジなどで高温の蒸しタオルをつくることができますが、それらが一般的ではなかった時代には、熱い湿布をしぼるために「しぼり棒」が使われていました。

今では見かけることのない、古典的な道具です。

文献

1）吉田時子 編著(1979)：看護技術学習書，16,32,307，日本看護協会出版会

洗髪

「髪が抜けた」を笑い飛ばす力があるか

せんぱつ【洗髪】　一人で髪を洗うことができない人や、入浴・シャワー浴時に髪を洗うことができない場合などに、頭皮・毛髪をシャンプー剤で洗う介助のこと。臥床状態のまま行う場合には、ケリーパッドというドーナツ状の洗髪器を使用したり、シャワータンクと洗髪シンクが付いた洗髪車を使用する。車いすやストレッチャーに移乗できる場合には、洗髪台で行う。

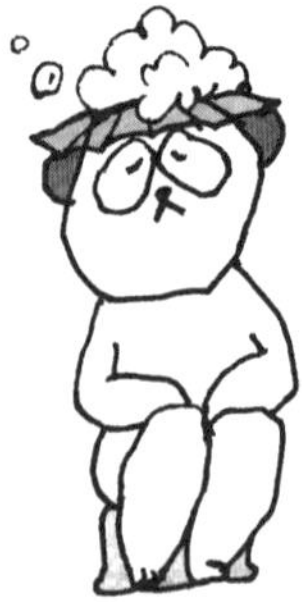

看護技術のある風景

人前では外さないキャップ

抗がん剤治療によって受けるダメージには様々なものがありますが、一般的によく知られるのが吐き気や脱毛です。西村さんは六十代の女性で、胃がんの手術を受けた後二年が経過した時、肝臓に再発していることがわかりました。

再発後の治療のために投与された抗がん剤によって、西村さんの髪の毛は徐々に抜け始めました。しばらく外来での抗がん剤治療が続きましたが、痛みが強くなり入院することになりました。

入院後、鎮痛薬が調整され、痛みは治まりましたが、十日間シャワーに入る体力もなく、タオルで簡単に身体を拭くだけで過ごしていました。西村さんの脱毛は進み、枕やパジャマ、ベッド柵には抜け落ちた白髪交じりの髪の毛がかなり付いていました。西村さんは自分で粘着ロールテープを使って髪の毛を取り除いていましたが、髪はきりがなく落ちてきました。西村さんは、昼間は常にキャップをかぶり、外来での治療や入院時にはウイッグを付けていました。夜勤のラウンドの時だけ、キャップをかぶっていない西村さんが眠っている姿を目にしましたが、昼間は決してキャップを外しませんでした。脱毛した姿を誰にも見られたくないのだろうと、看護師たちは西村さんの気持ちを察していました。

西村さんは長い間、倦怠感が強かったため、入浴を勧めても気が進まず、ずっと清拭しかしていませんでした。そろそろ体調もよくなってきたようなので、シャワー浴を勧めてみてはどうかと朝のカンファレンスで意見が出ました。

その日の西村さんを担当していた私は、人前でキャップをとろうとしない西村さんに洗髪を提案したらどんな反応をされるのだろう、自分で洗えるようになったらやりますから、と断られるかもしれないと思いながら病室に向かいました。

ところが、西村さんの反応は予想外のものでした。「そうね。しばらく洗っていなかったし、お願いしようかな」と早速、準備をし始めたのです。病棟の洗髪台まで移動し、介助しながら洗髪することになりました。

西村さんは、洗髪台に前かがみになると、キャップをとり、鏡をのぞき込み、手で髪をなでつけました。私は、地肌が見えるくらいかなり脱毛が進んだ後頭部を見て、なんと声をかけようかと思いながらも脱毛の話題には触れず、準備を進めました。

排水溝に渦巻く毛髪

頭に湯をかけると、髪がぺっとりと頭皮に付き、白い地肌があらわになりました。髪は赤ん坊の毛のように細く柔らかで、シャワーの水圧だけでも抜け落ちそうでした。私は、頭皮を傷つけないように、なるべく脱毛しないように軽くゆっくりと洗いました。

そろそろ洗い終わる頃に、「すごく抜けているでしょう…」と西村さんがつぶやきました。「そうですね」と返答すべきか、「いいえ、それほどでもないです」と言ったほうがよいのかわからず、「はぁ…」と言葉を濁していると、ふと排水溝が目に入りました。排水溝には、網の目が見えなくなるくらい、髪の毛がいく重にも渦を巻き、かなりの髪が抜けたことが一目瞭然でした。私は思わず、「あっ…ええ…結構、抜けてますねぇ」と言ってしまいました。

西村さんは前かがみでうつむいていたため、どのような表情をしていたのかわかりませんでしたが、「あらあら、そうなの」と、淡々とした調子で返答しました。その後、ドライヤーで乾かす時にも、髪はとめどなく落ちました。「後からテープで髪の毛を取りますね」と声をかけると、西村さんは、さっぱりした表情で「汚くてごめんなさいね…また生えてくるって先生が言っていたしね。早く全部抜けたほうがお手入れも楽かもね。今が一番、大変」と、しょうがないね…と諦めたように静かに微笑みました。

私はグルグルと渦巻き状になった髪の毛を排水溝の網から取り出し、ポンとゴミ箱に投げ捨てました。

病室に戻ると、同じく抗がん剤治療を受けてキャップをかぶっている同室者の女性たちが、西村さんに声をかけました。

「おかえりー、あら、洗ってもらったの！　さっぱりしたんじゃない？」

「思い切って洗ったほうがいいのよ。私、抜けるのが嫌だと思って、帽子も取らなかったら頭が痒くなって大変だったのよ」

「うちの主人なんて、やっとハゲている者の気持ちがわかったか、なんて言うのよ！」

と、冗談がポンポンと飛び交います。そこにタイミングよく、若干髪の薄い医師がやってきました。「先生も大変ねー」と誰かが声をかけると一同大爆笑となり、西村さんも、明るい表情で声をたてて笑いました。

看護技術の傍らに見えたもの

励ましか、共感か

この出来事の中で気がかりだったのは、「すごく抜けているでしょう…」という西村さんのつぶやきへの対応でした。「そうですね」と返答したら、西村さんは「やっぱり抜けたんだ」と気落ちするかもしれない、「いえ、そうでもないです」と過少気味に伝えたほうがよいのか戸惑いながら、とっさに「結構、（髪が）抜けてます」と事実を思ったままに伝えたことでした。西村さんが脱毛を目の当たりにして、落ち込んでいるのではないか、なんと声をかけるべきだったのかが、ずっと気になっていました。

しかし、その後の西村さんの表情、病室での患者さんたちとの会話を見て、私はやっと、西村さんが脱毛を笑い飛ばす力も持ち合わせているのだと気づき、ほっとしました。

看護師には、患者や家族とのやりとりの中で、どのように返答するか戸惑う場面が少なからずあります。診断がつくまでの三か月間、発熱や倦怠感、下痢など次々に症状が出て、ほとんど寝たきりの生活だった男性患者さんがいました。治療が始まり、病気とわかってあまり時間もたたないうちに強い吐き気などの副作用まで出現し、気持ちも落ち込んでいるのではないだろうかというのが、一般的な予測です。ところが、彼は予想外に非常に明るく、前向きな発言をするのです。内心は落ち込んでいるのではないか、気を張っているのではないかとも思ったのですが、どうやら、そうではないことがわかりました。

彼は、自分にとっては病気の診断がつき治療ができることがありがたい、原因不明で寝込んでいた時に比べたら今は目の前が明るくなったと、爽やかに話しました。そして、看護師たちが「つらいでしょう」と気遣ってくれるのは嬉しいが、むしろ「がんばれ」と励ましてもらえるとやる気が出て嬉しいんだと語りました。

看護師のかかわりは、患者のつらさの部分に焦点を当てたものでしたが、それはかえって患者をつらさの中にとどまらせることになっていることに気づかされました。

意味の転換を生みだす

「オウム返し」というコミュニケーション技法があります。「落ち込んでいるんです」と相手が言ったら「そうなんですね。落ち込んでいるのですね」とオウム返しすることによって相手の話を受けとめます。そうすることで共感していることが伝わり、その人は気持ちをさらに表出し、整理することにつながるのです。「私はもうダメなのでしょうか」と言われたら「もう、ダメだと思っているのですか」と否定も肯定もせずに繰り返すことが、共感的な傾聴の技法として有効だといわれています。ただし、この技法は、心からかけた言葉でないと単なる繰り返しになってしまい、逆効果になります。

オウム返しをすることによって、相手の気持ちの中で、体験の意味の問い直しが起こるのを待つことも重要ですし、また相手が認知している事柄やその意味を変えるような働きかけが大切な場面もあります。

夫をホスピスで看取った妻が看病中の絵手紙をもとに綴った記録で、テレビ放送もされた『改訂新版　河辺家のホスピス絵日記』の中に、次のようなくだりがあります。

…生きるための営みとして、少しでも、一匙でも口からものを食べたい、と夫は努力していた。朝、野菜ジュースを二〇〇ミリリットルとヨーグルトを半分食べた。少し食べ過ぎかなと心配はしたが、やっぱり一時間もしないうちに、すべてをもどしてしまった。初めての嘔吐に、くるべきものがきてしまったと愕然とする。

この日、日勤の看護婦さんは錦織さん。明るくて元気溌剌《はつらつ》とした方だ。夫も嘔吐はショックだったようで、沈鬱な表情でそのことを知らせる。すると錦織さんは「そうですか、苦しかったですね。大丈夫ですか」と夫をいたわったあと、「それで、食べたときは美味しかったですか」と意外なことをきいた。夫が「ええ、そのときは美味しかった」とこたえると、「それはよかった。食べられてよかったですね」と顔中いっぱいに微笑んだ。

そうか、吐いたことを悲しむのではなく、食べられたことを喜ぶのか。…(略)…夫は錦織さんと話すと明るい気分になれると言う。どうせ苦しい状態が好転しないのなら、少しでもいいほうに解釈しようという気になれると言う[10]。

この中に登場する看護師は、嘔吐したことにショックを受け落ち込む患者の視点を一気に転換するような声かけを行い、それにより、患者のみならず家族も救われる思いがしているのです。

コップに半分入っている飲み物を「半分しかない」と捉えるのか、「まだ半分もある」と捉えるのか、人は自分の文脈の中で捉えた意味にがんじがらめになってしまうことがしばしばあります。その時に、誰かが意味づけを変えるような一言を発してくれることが、次の一歩を踏み出すきっかけとなります。

看護が行う患者への働きかけは、言葉や態度だけのやりとりのみではありません。日常生活行動の援助というゆるぎない実体があります。人はどのような状態にあっても、食べること、眠ること、排泄することを繰り返します。絶え間ない営みの積み重ねを介して、出来事の意味が生まれ、意味が変化していきます。その場に立ち会う看護師は、その日常の営みを援助しながら、患者の中で固まってしまった思いをときほぐし、時には意味の転換を促すこともできるのではないでしょうか。

抜け毛や皮脂で汚れた頭皮に看護師の指が触れ、それらをゆっくり丁寧に洗い落とす技術は、脱毛や治療の苦痛そのものを取り除くことはできないかもしれませんが、それまで西村さんを押し込んでいた何かを取り除くきっかけになったようです。

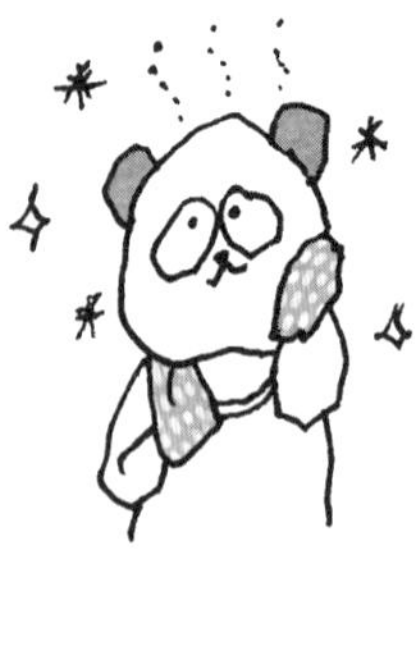

せんぱつ【洗髪】　一人で髪を洗うことができない人や、入浴・シャワー浴時に髪を洗うことができない場合などに、頭皮・毛髪をシャンプー剤で洗う介助のこと。治療などによる脱毛に対して、落ち込む患者も多い。しかし、同時に、洗髪という具体的援助行為を通して、病気そのものを受けとめたり、身体の変化を認知したり、また意味の転換を生み出すチャンスにもなりうる。

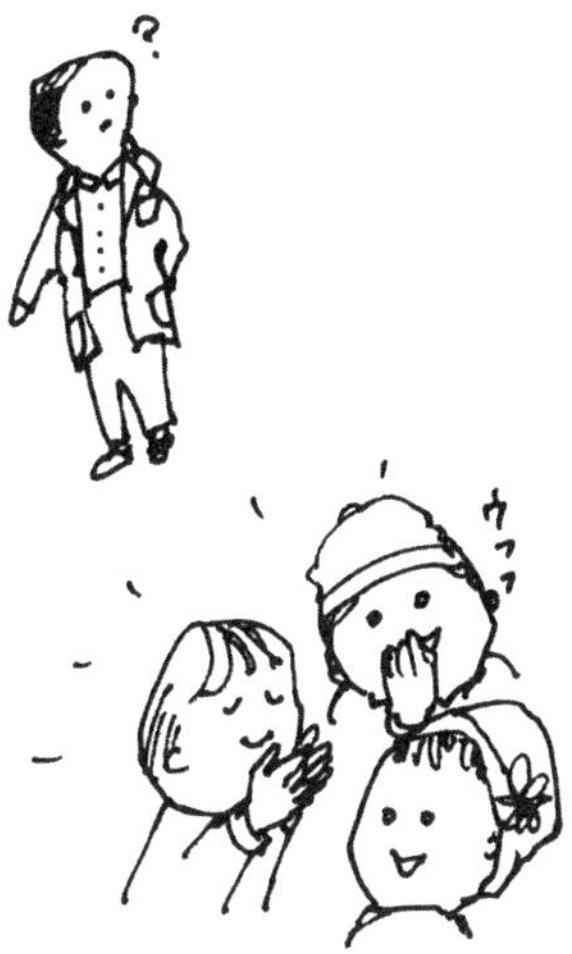

食事介助

ご飯か魚か、次の一匙《さじ》を決めるもの

しょくじかいじょ【食事介助】　上肢の運動制限や麻痺などによって食べ物や飲み物を自分で口に運んで摂取できない場合や、誤嚥やむせ込みの危険がある場合に、食事を口に運び入れるのを介助者が手伝うこと。食事前に排泄を済ませる、食膳を整える、体位を整えるなど、食事を楽しく安全に摂るための一連のかかわりを含む。

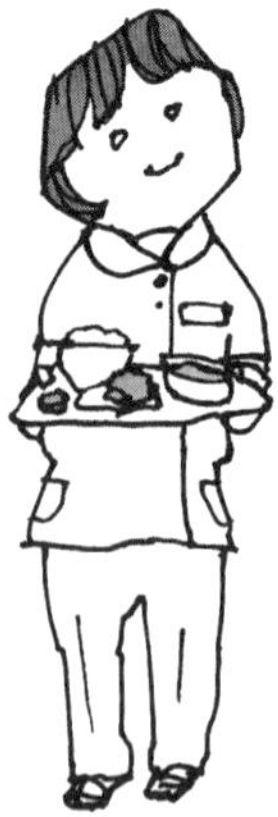

看護技術のある風景

「かっこむように」食べたい

昼食時間になると、私は憂うつでした。今日も西山さんをイライラさせてしまうかもしれない…と思うからでした。西山さんは五十代の男性で、脳腫瘍の手術後、頸椎より下の神経に麻痺が生じ、首より下はほとんど動きませんでした。手を使えないため、鼻の頭を掻きたくなった時も、わずかに動く親指にナースコールをあて、看護師を呼ばねばなりません。鼻をほじるのも、涙を拭くのも自分ではできません。

私は西山さんの昼食を介助する機会が多くありました。まず、食事前にオムツを交換するところから始まります。そして、ベッドの頭側を九十度近くまで上げ、西山さんの両脇、両腕に枕を挟んで姿勢が横に倒れないようにします。オーバーベッド・テーブルを設置して、ようやく食事が始まります。

西山さんの食事介助を始めた頃、しばしば「もっと一気に、がーっと入れてや！ 遅いんや。テンポよう食べな、うまくないやろ」と諭すように言われました。西山さんは「何べん言うたらわかるんか」と今にも言いたそうな様子で、イライラしているのがわかりました。むせ込むこともなかったので、私は普通の人の一口サイズよりもかなり多めの量を箸やスプーンにとって口に運び、西山さんが飲み込んだらすぐ次の一口を用意するようにしました。だんだんと西山さんが求める一口サイズとテンポに近づくようになりましたが、西山さんは満足しているようには見えませんでした。

西山さんは一八〇センチメートルの長身で、病気になる前は土木工事の仕事に就いていました。昼食は短時間で丼物をかきこんだり、麺類を好んで食べていたそうです。今も咀《そ》嚼《しゃく》や嚥《えん》下《げ》機能に問題はなく、食欲もあります。私は西山さんのイライラを感じるにつれ、元気だった頃は茶わん一杯のご飯を勢いよく口に「かっこむ」ように食べていたのかなあと、切なさも感じるようになりました。

西山さんと並んで座る

西山さんは食事をしながら、テレビで連続テレビ小説をみるのが日課でした。西山さんは、最初は私に気を遣っていたためか、世間話をしてきましたが、次第にドラマの世界に集中し、口にスプーンを入れるスピードや順番を注文する以外は、ほとんど無言でドラマをみて笑ったりしていました。私は、テレビをみながらリラックスする西山さんに、必要以上に話しかけるのをやめました。さらに、最初は西山さんと向かい合って食事を介助していましたが、西山さんがテレビをみやすいように、一緒にテレビに向かって並んで座り、食事を口元に運ぶという方法にたどり着きました。

やがて自然に、西山さんだったら次に何を口に入れたいかと思えるようになり、ご飯を一口食べたら漬物、そしてお茶、次は煮魚、ちょっとパサパサした魚だからお茶でも飲もうかと、手が動くようになりました。西山さんも私の介助方法に慣れたのか、無言でも苦痛はないようで、介助方法に対する注文も少なくなり、好きなテレビドラマをみながら食事時間をともに過ごすことに違和感がない様子でした。

ほどなくして、西山さんは病状が落ち着いているため、長期療養型の施設に転院することが決まりました。西山さんは食事の時に、「嫁が一生懸命に次の病院を探してくれてる。嫁はんも仕事しとるやろ。施設を探して見に行くのもなかなか休みがとれんからな。ここからは追い出されるんやな。死ぬまでおいてはもらえん。…こんなになっても、腹は空くんや。涙が出ても、自分では拭かれん」と目尻に涙を浮かべ、泣き笑いしました。

西山さんの妻はデパートに勤め、二日に一回、仕事帰りの夕飯時に惣菜を持って病院に見舞いに訪れていました。西山さんは妻が来るのを楽しみにしていました。妻が行う食事介助は、夫婦生活三十数年の「あうんの呼吸」で行われていました。互いに言いたいことを言い、安心できる関係性の中で行われる食事介助には、家庭の団らんが垣間見えました。

看護技術の傍らに見えたもの

知覚に迫る風景を見る

日常生活行動の介助場面を思い浮かべてみると、看護師が患者と正面から向かい合った位置から介助することが多くあります。清拭、ベッド上での洗髪、移動の介助、陰部洗浄などが思い当たるでしょう。一方、爪切り、靴下や靴を履く介助、食事の介助は、看護師が正面から介助する方法もありますが、看護師が患者の隣に位置し、患者と同じ目線から介助する方法も可能です。

患者の爪を切る時、看護師が患者と向かい合って切ると、爪切りの刃がどこまで入っているのか見えづらく、患者も怖い思いをします。靴下も靴も、患者と同じ目線から介助することで、よりスムーズにできることがあります。

西山さんの食事介助を通して気づいたのは、西山さんと同じ目線でお膳を見ると、自分が見ていた世界とは違う風景が見えることでした。おかずの照り、とろみ、二つに仕切られたトレイの余白…、西山さんが口の中で噛みながら次に何に食べようかと動かす視線や気配がよくわかりましたし、西山さんが次に何を口にしたいのか、なんとなくわかるようになりました。

アフォーダンスという言葉を耳にしたことがあるでしょうか。アフォーダンス理論は、知覚と行為の関連を説明した認知理論です。人間や動物が何を知覚するかによって行為がどう選ばれ、生まれていくのかについて説明され、知覚と行為は別々のものではなく、連続性のあるものとして捉えられています。身近な例でいえば、ドアノブがないドアを見れば自然に押して開こうとし、引き手の付いた引き出しを見れば引いて開けるように、知覚によって行為がアフォード(提供)されるという考え方です。つまり、何を知覚するかによって行為が決まり、行為を変えるには、知覚に着目すればよいということにもなります。[11,12]

西山さんの傍らに並んで座って食事介助をしたことを、アフォーダンス理論から捉えてみましょう。私が真正面から知覚した食事風景と、隣で並んで知覚した食事風景はまったく違いますから、それによって私の振る舞い、行為にも違いが出てくることになります。西山さんがゴクリと飲み込む喉の動きは、正面に座った時にはよく見えますが、西山さんの隣に座った時には見えません。しかし、隣からは見えませんが、喉の動きを振動として知覚することができました。目で見た喉の動きと振動として感じた喉の動きは、スプーンを口に入れるタイミングやテンポに微妙な変化をもたらしていたのではないでしょうか。

ここでさらに思い出すのが、ヴァージニア・ヘンダーソンの「皮膚の内側に入り込む」という有名な一文です。

「ある意味において、看護婦は自分の患者が何を欲しているのかを知るために彼の〝皮膚の内側〟に入り込まなければならない[13]」。

しかし、それは容易なことではありません。ヘンダーソンも「この、相手の身になるというプロセスは、どのような場合にせよむずかしく、めったに成功しない[14]」と言います。

「その人の皮膚の内側に入る」ために看護師ができること、それは患者の見ている風景を感じることでしょう。それが一つの手がかりとなり、その人それぞれに合った個別のケアの方法がおのずと導かれ、形づくられていくのではないでしょうか。

迷いをもつことの意味

私は、いつまでたっても西山さんの食事介助が苦手でした。西山さんが心から満足しているようには見えませんでしたし、「これでいいのだろうか」という迷いは、今でも私の中にあります。

そんな時に、脳性麻痺で手足に障害のある女性が書いた次のような文章に出会いました。

> 介助者たちに対して「いつも迷いをもってケアをしてください」と言いたい。人間は「これでいいのだ」と迷いがなくなった時、血の通わないロボットのような冷たい手になってしまうのだと思う。私が初めてケアをする人に言っていることは「自分のお尻だと思って拭いてください。他人のお尻だと思ってはだめ」ということである。[15]

迷うということは、相手の反応と自分の反応に注意を向け、絶えずそのことを反省的に知覚しようとしているのだと気づかされました。スプーンを口に入れる時、ぎゅっとスプーンを握っていたら、患者が舌でスプーンを押し戻す力や滑らかに飲み込む感覚が捉えにくくなります。スプーンや箸を持つ手は軽く、自分の手の動きと患者の食べ方から伝わってくる感覚に敏感になること、その感覚自体から目をそらさないことが大事なのです。

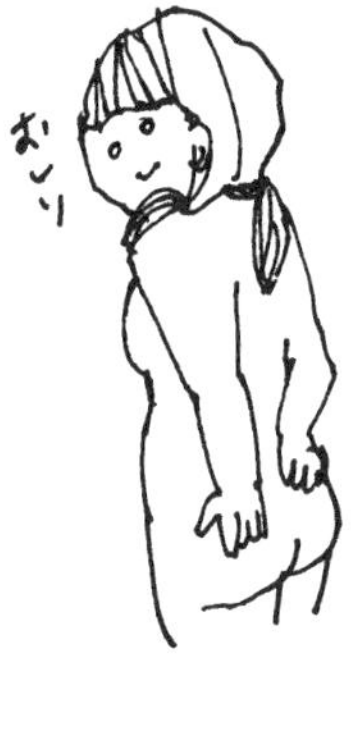

しょくじかいじょ【食事介助】　自分で食べ物や飲み物を口に運んで摂取できない人に、食事を口に運び入れるのを介助者が手伝うこと。何をどのように口に運んでもらいたいかを知るには、患者の隣に座り、同じ目線からの風景を見てみることが有効である。その位置から見える世界が、看護師の次の一匙のタイミングとテンポを変えうる。

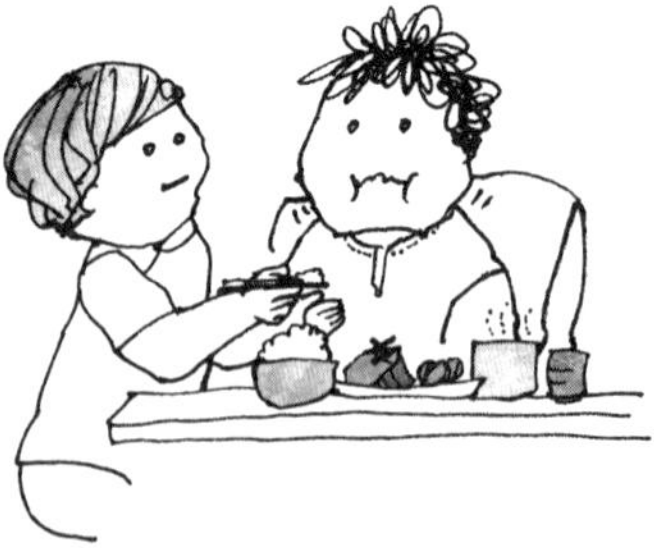

Column

看護技術をめぐるもの・こと

ベッド柵に空いた穴

使われなくなった看護用具の一つに、「氷嚢《ひょうのう》吊り」も挙げておきましょう。氷嚢はゴム製の袋で中に氷を入れ、主として額の冷罨法に用いられてきました。

ベッドの頭側に、氷嚢を吊り下げるための架台（氷嚢吊り）を取り付けます[1)]。ベッドの頭部の柵は、氷嚢吊りの棒を差し込んで架台をセットできるようになっていました。病院の古いベッドの柵に小さな穴が開いていたら、それは氷嚢吊りの名残でしょう。

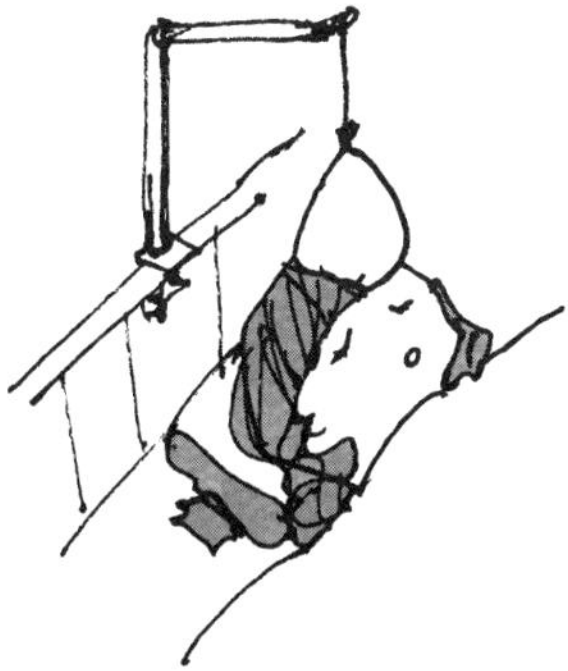

ジェル状の冷却材や貼付型の冷却シートが市販され、より簡便に額を冷却できること、額の冷罨法自体に解熱効果はないなどの理由のためか、氷嚢吊りを使用することは少なくなりました。

一方、氷嚢は腋下や鼠径部など、身体の局所を冷却する場合には今もなお健在です。ゴムの柔らかい当たりと氷水が心地よいのです。

文献

1）吉田時子 編著（1979）：看護技術学習書，302，日本看護協会出版会

罨法

安楽をもたらしたのは何なのか？

あんぽう【罨法】　身体の皮膚の一部に温熱刺激あるいは寒冷刺激を与え、局所の保温・冷却を行うことで、痛みの緩和、不快感の軽減などの効果を期待するもの。寒冷刺激として、氷枕や氷嚢、氷頸、ゲル化剤などを用いた冷却材が用いられる。温罨法では、熱いタオル、湯たんぽ、電気毛布などが用いられる。

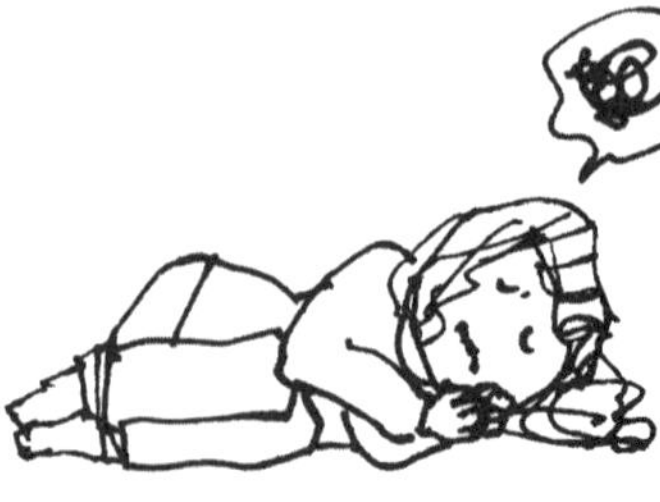

看護技術のある風景

一晩中の吐き気

私が看護師になってまだ間もない五月、夜勤が始まったばかりの頃でした。病態の変化が大きく、細やかな観察が必要な患者は先輩看護師が担当する代わりに、新人看護師は多床室の病状の安定した患者を複数名受け持つことになっていました。

私には四人部屋二つが割り当てられました。四人部屋の患者は自分の身の回りのことが一人ででき、病状が安定している人が多く、夜勤時の主な業務は治療の副作用の確認や抗生剤の点滴などでした。

その時、女性四人部屋に入院していたのは、腰椎圧迫骨折のある六十代後半の鶴田さん、七十代後半で元々足腰が弱っていたところに白血病がわかり治療中の山田さん、リンパ節生検を終えたばかりの二十代の佐藤さんと、抗がん剤治療中の五十代後半の藤田さんでした。藤田さんはいつも朗らかなムードメーカーで、身動きの取れない鶴田さんや山田さんのために食事を運んだり、看護師を呼びに行ったり、皆に頼りにされていました。藤田さんには治療の副作用もほとんどみられず、今回の入院も数回目で、抗がん剤治療を終えたら退院する予定になっていました。

ところが、あの晩はこれまでとは様子が違っていたのです。午後五時頃、日勤看護師から申し送りを受け、病室へ挨拶に行ったところ、いつものような明るい話し声が聞こえてきませんでした。常に開け放たれている藤田さんのベッド周りのカーテンはぴっちり閉められていました。申し送りによると、藤田さんは日中に抗がん剤治療を受け、軽度の吐き気があるけれど食事は摂取しているとのことでした。「どうですか?」と声をかけカーテンの中に入ると、藤田さんは掛け布団をすっぽりと頭からかぶり、ぐったりした表情でした。「気持ち悪いのよ。これまで治療してきたけど、今回は、薬が違うのよ。だんだんひどくなってきたみたい」と言いました。

私は吐き気の強い人にどのようなケアをしたらよいのかわからず、先輩に相談し、指示のあった吐き気止めの点滴を行いました。また、いつ嘔吐してもよいように枕元にガーグルベースンを準備しました。心窩部を冷やすと吐き気に効果があると学んだことを思い出し、冷たく絞ったタオルも持参しました。藤田さんは「ありがとう」と、か細い声で礼を言いタオルを受け取ると、すっぽり布団をかぶり、背中を丸め、うずくまりました。

いつのこと? 心当たりがない…

三十分後に訪室しても吐き気止めの点滴の効果はさほどみられず、私は、苦しむ藤田さんにどうしたらよいのかわからず、とにかく冷たく絞ったタオルとガーグルベースンを頻回に交換するしかありませんでした。昼間に摂取した食物の残渣がガーグルベースンの中にたまり、カーテンの中は吐瀉物特有の酸っぱい匂いが充満していました。藤田さんの唇はカラカラに渇き、吐瀉物が付いていていました。藤田さんは眠れない様子で、訪室のたびに大きなため息をつきます。私は冷えたタオルで口元を拭き、うがいの介助をし、ふらつく藤田さんを支えトイレに付き添いました。

夜明け近くになると、症状がおさまった様子で、スースーと寝息が聞こえるようになりました。朝六時の検温時にはぐっすりと眠っている様子だったので、先輩看護師に相談し、私は藤田さんを起こさないよう布団の中の手首にそうっと触れ、脈拍と呼吸状態だけを確認しました。

藤田さんに久しぶりに会ったのは、夜勤を終え数日間の休日後、彼女の退院の日でした。ナースステーションに挨拶に来た藤田さんが、駆け寄ってきて言いました。

「よくしていただいて、本当にありがとう。どれだけあなたに助けられたことか。あんなことは入院の中で初めてのことだったのよ」。

一瞬、藤田さんが何のことを言っているのかわかりませんでした。いつのことだろう？大部屋で手のかからない藤田さんに何があっただろうか、と懸命に思い出そうとしましたが、心当たりがありません。ようやく、吐き気の強かったあの晩のことだと気づいた時、藤田さんの姿はもうありませんでした。

看護技術の傍らに見えたもの

エビデンスベースド・ナーシング(Evidence Based Nursing)の立役者

学問としての看護学を構築するためには、脈々と実践されてきた看護の技術が安全で効果的であるという「エビデンス」を確立することが重要です。一九七〇年代後半から現在に至るまで、看護を学問領域の一つとして確立させようと、自然科学的な研究手法や実証データを拠りどころとする研究が重ねられてきました。その流れの中で罨法は、看護の伝統的な手法として経験的に用いられてきた技術でありながら、その効果が実証されておらず、生理学的手法を用いて実証するにはもってこいの看護技術でした。科学として看護学が躍進するための題材として、白羽の矢が立てられたのが罨法だったのです。

看護界には様々な学会がありますが、日本看護技術学会は「営々と積み重ねてきた看護技術について、その効果と根拠を明確に示す」「看護職者が行っている様々な技術について、その効果とメカニズムについて科学的手法を用いて明らかにすること、また経験的知識を発掘してその根拠を探索すること等」を目指して設立されました。設立から十年間に学会誌に掲載された百四編の論文のうち、看護技術の効果と根拠について取り組まれたテーマとして上位にあがったのが、清拭・足浴・手浴十五編(十四・四パーセント)、安楽十二編(十一・五パーセント)、罨法十編(九・六パーセント)でした[16]。

温罨法の効果として実証されてきたのが、排便促進効果です。六十度十分の湿熱による腰部温罨法によって、二十四時間以内に排便や排ガスがみられています。乾熱か温熱か、貼用回数など、効果的な方法についてはまだ課題もありますが、二人に一人は便秘症状の緩和がみられると結論づけられています[17]。

罨法の効果や方法に関する経験知は、痛みの緩和、リラクセーション効果など、徐々に実証データが蓄積されています。自律神経機能や内分泌系、免疫系、筋電図などを測定する生理学的指標が客観的データとして用いられ、また同時に、主観的な反応や体験を組み合わせ、総合的に分析、検討されています。

経験知を裏付けるエビデンス

今日、治療や看護の方法の有効性や効果を示すエビデンスは、研究デザインによってレベル分けされます。最も高いエビデンスレベルとして位置づけられるのは、ランダム化比較試験によって実験群と対照群を割り付け、介入効果を測定する研究デザインです。反対に、比較対照群の設定されない観察研究、ケース・スタディは最も低いエビデンスレベルに分類されます。エビデンスのレベルは、研究のデザインに加え、技術の効果・アウトカムとして何を指標に測定したかという点も併せて評価されます。

私が藤田さんに行った吐き気に対する冷罨法は、当時、看護技術の授業やテキストの中にごく一般的に記載されており、皮膚を直接冷やすことによって血管が収縮し、止血作用や鎮静作用がもたらされるといった、解剖生理学的な知識を用いてメカニズムが説明されていました。今でいうエビデンスとはほど遠いレベルですが、当時、多くの看護技術に関する知識は、テキストや先輩から受け継がれてきた経験知が主流でした。

その後、看護を学問として確立しようとする流れの中で様々な検証が行われ、経験知が裏付けられ、これまで正しいと信じられてきたケアが覆されたこともあります。例えば、褥創部をドライヤーで乾燥させる方法は今では禁忌ですが、ごく当たり前に行っていた時期がありました。

看護技術をエビデンスのあるものとして確立していくためには、経験知だけに頼らず、一つひとつの看護技術がどのような効果をもたらすのか、実証的な研究を積み重ねることが重要なのです。

数値化できるのは，看護の一部分

一方，看護技術の効果がエビデンスとして実証されていれば，必ず患者に効果をもたらすかといえば，そうとも言いきれません。そこが看護の難しさでもあり，醍醐味でもあるのです。人と人とのかかわりを基盤とするケアという現象は，時に想像を超える場の力，人々の力が引き出され，変化が生まれることもあります。数値化，数量化して計測可能な現象や予測可能な現象は，看護が扱っている事柄のほんの一部に過ぎません。

藤田さんには，吐き気・嘔吐という治療そのものからくる本来の苦しみに加え，それら以外のものからくる吐瀉物の不快な臭気，同室者への気兼ね，不安などの苦しみがあります。

「自然が働くように，患者を最善の状態に置くこと」というナイチンゲールの言葉があります。藤田さんに対し，何もできないと思いつつガーグルベースンやタオルを取り換え，トイレに付き添ったかかわりは，吐き気そのものを改善することにはなりません。しかし，吐き気以外から生じる苦しみがないような「最善の状態に置く」という意味があったのです。「看護がしなければならないこと[18]」は，無用な苦しみを取り除くことであり，それが看護なのです。

このような看護の働きかけには、数値で測ることが難しい事柄が多く含まれます。言葉で表現されない事柄、見えない、測れないものを含めた現象があって看護の働きかけ、看護技術が成り立っているということを踏まえ、看護実践の意味、エビデンスを追求していきたいものです。

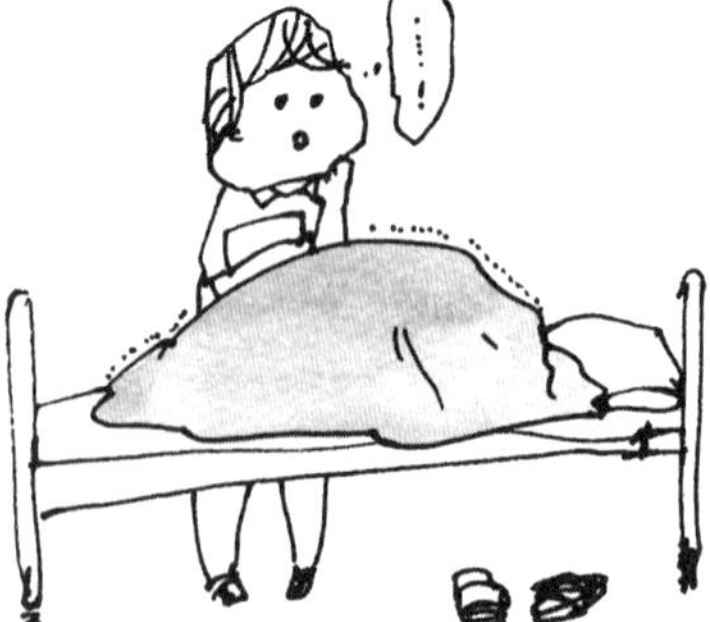

あんぽう【罨法】　身体の皮膚の一部に温熱刺激あるいは寒冷刺激を与え、局所の保温・冷却を行うことで、痛みの緩和、不快感の軽減などの効果を期待するもの。脈々と実践されてきた看護技術の一つであり、今日ではその有効性に関するエビデンスが蓄積されてきた。いわば「Evidence Based Nursing の立役者」である。

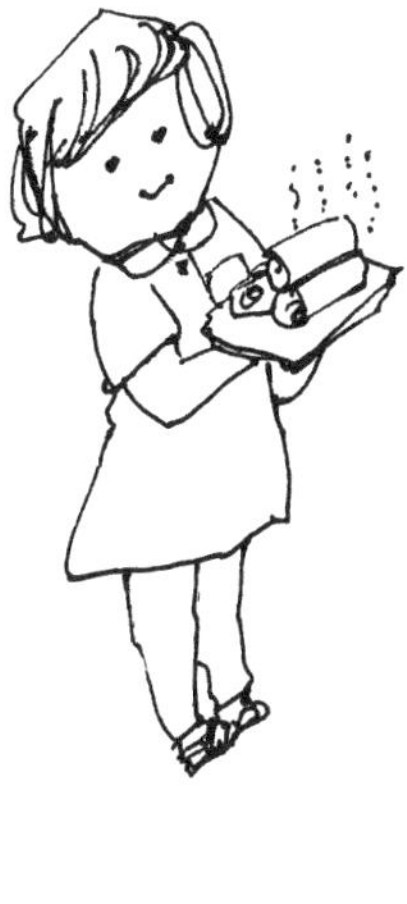

点入

眼の中に軟膏、どうやって塗る？

てんにゅう【点入】　眼軟膏を結膜に塗ること。ガラス棒や綿棒に軟膏を付け、下眼瞼を下げて内眼角から外眼角に向けて瞼の内側に塗り、目を閉じて軽く押さえ、なじませる。または、軟膏のチューブから薬剤を絞り出し、チューブの先端が瞼や睫毛、眼球に触れないように付ける。感染を起こしていない眼のほうから塗布すること。水溶性の点眼薬と併用する場合、軟膏は点眼の後に塗布する。

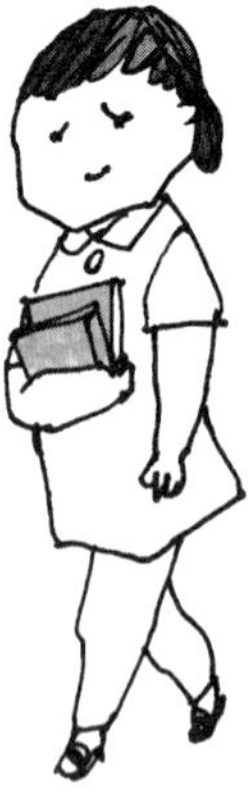

看護技術のある風景

眼の中に軟膏!?

藤田君が入院してきたのは、彼が高校三年生の夏頃のことでした。風邪症状が長引き、一向に治らず受診したところ、血液検査で異常が見つかりました。白血球数の激増と貧血状態が認められたため骨髄生検を受け、急性骨髄性白血病と診断されました。

藤田君は背が高く、部活で日に焼けていました。話しかけても口数は少なく、青年期特有の気恥ずかしそうな表情が印象的でした。

抗がん剤治療が順調に経過し、数回の入退院を繰り返したある冬のことでした。藤田君は化学療法後に重度の感染症にかかりました。呼吸状態が急激に悪化し、エックス線画像の肺は真っ白でした。ただちに挿管し、人工呼吸器を装着、呼吸状態を改善する処置がとられました。

挿管、人工呼吸器が開始されるとセデーション[*1]も行われ、藤田君の瞼が完全に閉じなくなり、眼脂が出るようになりました。眼軟膏が処方され、一日三回程度塗布する指示が出ました。

ある朝、藤田君の担当になった私は、眼軟膏を塗るように申し送りを受けました。「眼の軟膏？　点眼の間違いではないの？」と思いましたが、すでに申し送りは次の患者の話題に移っていました。

藤田君のベッドサイドに行くと、床頭台の上に軟膏と綿棒が置いてありました。先ほどの申し送りを思い出し、手に取ると、しっかり〝眼軟膏〟と表示されていました。「きっと、隣にある綿棒を使って塗るに違いない」と思いましたが、具体的な方法について学校で習った記憶がありませんでした。ここは想像力を膨らませるしかありません。眼球を傷つけないように、清潔操作で行えば間違いはないだろうと思い、塗布しました。

それは目ヤニではありません

こんなやり方で眼に塗れているのかなぁと少し疑問でした。しかし、呼吸・循環状態の観察、人工呼吸器の設定、回路の確認など、眼軟膏以上に注意を払わねばならないことが多数あったため、さほど気にとめず、ひととおりのケアを終えました。

病室から出ようとすると、入れ違いに主任看護師が藤田君の様子をみるために病室に入ってきました。枕元に近づくやいなや、「あれぇ！　藤田君、目ヤニがいっぱい出ているね。拭いて、軟膏を塗っておこうかなぁ」と言っているのが聞こえました。私は病室の扉を閉めてベッドのほうに引き返し、「なんのことを言っているのだろう？　軟膏を塗ったばっかりなのに」と、心の中でつぶやきました。

主任看護師は手早く手袋をはめ、清浄綿の封を切り、藤田君の左右の眼を目頭から目尻に向けて拭きました。「なんだろうね……こんなに……。目ヤニ?」と独り言を言う主任看護師に、私は「目ヤニではなく、私がたったいま塗った軟膏なんだけどな」と、内心、思いましたが、言い出せませんでした。

主任看護師は続いて綿棒を取り出すと、先端に軟膏を出し、藤田君の下瞼を軽く押さえて下げ、目頭のほうから目尻に向かって、軽く綿棒を滑らせました。そして、下瞼を閉じて軽くなじませました。あっという間に、左右の軟膏処置が終わりました。

私は、主任看護師の鮮やかな手つきと軟膏の塗り方に感心すると同時に、自分が行った方法では眼脂に間違われても仕方がないと思いました。その時、学生の時に使っていたテキストの、眼のイラストと塗り方が矢印で描いてあったページが、おぼろげながらによみがえりました。


さて、私はどうやって軟膏を塗っていたのでしょうか?

実は、綿棒に軟膏を絞り出し、マスカラを塗るように、睫毛にクルクルと塗り付けたのです。そして、軽く上瞼を押さえ、なじませました。大量の眼脂が付着しているようにしか見えなかったのは、当然です。しかも、軟膏は黄土色で、まさに眼脂の色にそっくりだったのです。

この一件以降、眼軟膏の正しい塗り方[*2]は、決して忘れることのない技術になりました。ほどなくして藤田君は呼吸状態が回復、人工呼吸器が外れ、元気に退院していきました。

看護技術の傍らに見えたもの

文字情報だけではイメージしづらい看護技術

初めて看護技術を学ぶ立場から考えてみると、技術の中には、その方法や、実際にどのように使われるのかをイメージしやすいものとイメージしにくいものがあります。

イメージのしやすさは身体の動きのつくりやすさにもつながります。清拭や洗髪、食事介助など、私たちが日常の生活の中で行っている生活動作にかかわる技術は、かなりイメージしやすい部類です。一方、注射、点滴、床上便器の使用、酸素吸入など、日常生活で目にすることの少ない道具や機器を使用する技術は、見るのも初めてで、道具のどこを持てばよいかすらわかりません。いつどのような場面で、どんな患者さんに使うのか、想像しにくいでしょう。テキストの字づらを読んだだけで、即座にその技術を行為に移せるようならば、誰も苦労はしません。

比較的イメージがしやすい清拭や食事介助についても、テキストを読んだだけですぐにできるわけではなく、どんな技術であっても言葉として表現しきれない側面を持ち合わせています。むしろ言葉、文字として表現・伝達しきれない部分のほうが多いかもしれません。コツや勘どころをどのように表現し伝えていくかは、技能・技術の伝承において重要な課題です。

さて、点入という眼に軟膏を塗布する技術は、膨大な看護技術項目の中で、実際に演習として基礎教育時の学内演習で実施する時間がとれないのが現状です。多くの学校では、テキストの図や、ビデオ教材を使用して学習するのが精一杯ではないでしょうか。しかし、点入はテキストの説明のみではイメージしづらい技術の代表のように思えます。

点入の技術が、言葉でどのように説明されているのか、一つの例を見てみましょう。

ガラス棒の先端に、指示量の眼軟膏をつける。拭き綿で下眼瞼を下方に軽く引く。下眼瞼結膜の内眼角から外側に向かって、静かにガラス棒を引き、眼軟膏を塗布する。[19]

これを読んだだけで、すぐに技術をイメージできる人がどのくらいいるでしょうか。

第一に、「下眼瞼を下方に軽く引く」と言われても、どのくらい、どこを押さえて引いたらよいのでしょう。「静かにガラス棒を引き、眼軟膏を塗布する」とは、いったいどういうことでしょうか。「静かに」とはどのくらいの強さでしょう。ガラス棒で眼球が傷ついたりしなのだろうか、どのくらいの強さでガラス棒を押し当てればいいのか…疑問ばかりが浮かびそうです。

見て学ぶ、してみせる教育

看護技術教育には、写真やイラスト、ビデオ教材やデモンストレーションなどの、教材や教育方法が用いられます。しかし、学生、新人看護師が熟練した看護師の実践を見て、そして、熟練看護師の支援のもとに自分でやってみることが最も大切な学びの場となります。

技術・技能指導には四つの手段があるといわれています[20]。第一は体験させて伝える方法、第二は学習者に自分で工夫させて伝える方法、第三は見せて伝える方法、第四は言って聞かせる手法です。言葉で伝え、見せて伝えることによって学ぶ者と教える者が互いに、言葉にならない身体の感覚に文字を与え、同時に表現された言葉・概念がさらに身体の感覚を確かめ、探るという循環が起こります。

あの時、ガラス棒を持つ主任看護師の指、手首は軽くしなやかで、藤田君の下瞼を押し下げる指もほんの少し触れているだけにしか見えないくらいの強さでした。主任看護師は、たった数分の場面で、私の疑問をすべて解消してくれました。彼女自身は私に対して「やってみせた（技術を見せて伝えた）」という自覚はなかったでしょうが、新人看護師にとっては、先輩看護師の実践のすべてが、「してみせる（見せて伝える）」ことなのです。

＊1　**セデーション**　薬剤を用いて意識レベルを意図的に落とし、苦痛を緩和すること。

＊2　**眼軟膏の正しい塗り方**　左図、上が正しい塗り方。下の図のように軟膏を「マスカラを塗るように塗り付けた」ために、眼脂と間違われた。

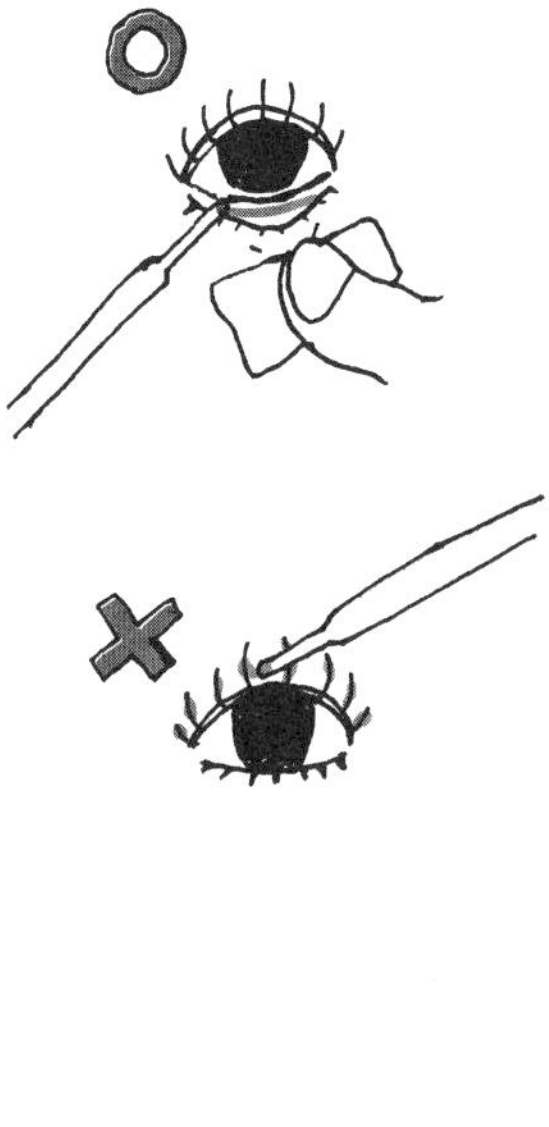

てんにゅう【点入】　眼瞼結膜に軟膏を塗ること。看護基礎教育ではテキスト上あるいはビデオで見たことがある程度の記憶に残りにくい技術であり、実際の演習で練習する機会も乏しい。看護師になって初めて目にしたり、実施したりする可能性が高いが、テキストの説明のみから具体的な方法を想像するのが困難で、「見せて伝える」ことが最も適する技術の一つである。

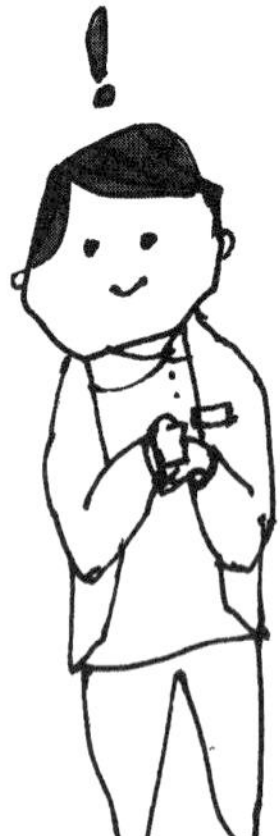

Column

看護技術をめぐるもの・こと

道具の世話

20世紀半ば、「安全で効果的、効率的、そして洗練された患者のケアは、主に看護師がベッドサイドあるいはベッドから離れたところで行う器具類の世話の質にかかるようになってきた」[1]といわれ、道具(医療器具)の世話は、患者の世話において重要な側面と考えられていました。

ところが、次第に「物によって仲介される仕事」が多くなり、看護師が生身の身体を使った看護をしなくなったと嘆かれるようになりました。ナースステーションに無線で飛ばされた心電図の波形を見るだけで、患者のもとに行かないで判断する、サチュレーションモニターの数値だけから呼吸状態を判断するなどです。

医療器具や看護用具などの道具は、看護実践を助けるものとして差し迫った必要性から生み出されたものです。道具だけがあったわけではなく、道具は看護師の身体、感覚を補う大切なものであったはずなのです。

私たちは患者の姿を忘れ、"道具の点検"だけをしていないでしょうか。道具の先には必ず患者が存在することを今一度、考える必要があります。

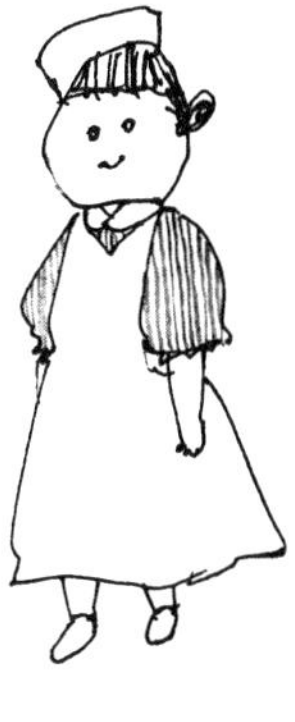

文献

1）Margarete Sandelowski(2000)／和泉成子 監訳：策略と願望ーテクノロジーと看護のアイデンティティ，112，日本看護協会出版会

検査・処置の介助

「何かをしない」ことの意味

けんさ・しょちのかいじょ【検査・処置の介助】　患者が検査や処置を安心して安全に受けることができるように、実施前・中・後の患者の状態のアセスメント、検査に適した姿勢や保温、着替え、器具などの準備を行うこと。

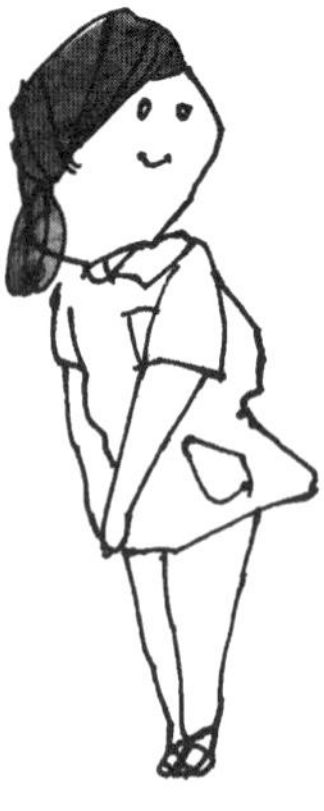

看護技術のある風景

初めての骨髄穿刺

エックス線検査など、ほとんど痛みなどがない検査もありますが、血液や髄液などの検体を採取する検査は苦痛が強く、出血や呼吸・循環状態への影響も生じる侵襲的なものとなります。検査を行う医師だけでなく、介助する看護師も検査前後の患者の状態をよく観察し、安全、確実に行うことはもちろん、患者の不安や苦痛をできるだけ最小限にするかかわりが求められます。

あなたは骨髄生検の介助についたことがありますか？ この検査は主として造血器疾患の病状や治療の効果を判断する重要なものです。一般的に広く行われるものではありませんが、血液内科では入院時と退院時、治療経過を見るためには定番の検査です。

骨髄生検は様々な検査の中でも、苦痛がかなり強い検査です。胸骨あるいは腸骨に一・五ミリメートルほどの穿刺針を刺し込み、骨髄液を吸引するのです。

豊田さんは八十歳を超えた女性で、急性リンパ性白血病と診断されました。入院当初、六十歳過ぎの息子は、母親の突然の病気に戸惑い、母親には病名を話さないほうがよいと思っていたようでした。しかし、医師や看護師と話す中で、抗がん剤を使用するため副作用などの説明も必要になり、病名を伝えることに同意しました。

病名を知った豊田さんは、「長いこと生きているといろいろなことがあるわね。まさか、自分がねえ。先生は細胞の老化って言っていたけど、どうにか治療をしてくださるっていうからね」と、淡々とした様子でした。学生の実習の受け持ちも快く引き受け、息子たち家族も豊田さんの落ち着きぶりに驚くとともに、ひと安心しました。

豊田さんは、初めて骨髄生検を受けることになり、学生は豊田さんに検査についての不安がないか確認し、不安があれば緩和したいと実習目標に挙げてきました。豊田さんは学生に質問されても「そうねえ…とくにないわね。お医者さんと看護師さんが方法を説明してくれたけれど、麻酔もするみたいだし。検査の後も少し寝てれば動けるようになるし、不便なこともなさそうだしね。初めてのことだからやってみないとわからないしね」と言います。

布団の中からすっと伸びた手

翌日、骨髄穿刺の準備が始まりました。豊田さんは処置室のベッドに移動し、パジャマの上着を脱ぎ、身体には滅菌布が掛けられました。麻酔薬が注射されると、豊田さんはびくっと身体を動かし、瞼を硬く閉じました。眼の前で検査が行われるため、顔はタオルで覆われました。「最初は痛いと思うけど、だんだん、痛くなくなるから。…今、どう？　感じます？」と医師が何度か麻酔薬の注射を行いながら確かめます。学生はベッドの足元で、硬くこぶしを握って緊張した表情で立っていました。

消毒が終わり、胸骨への穿刺[*1]が開始されました。皮膚、皮下組織、骨膜へと骨髄穿刺針が進められ、骨を通過させるために医師が軽く力を入れました。豊田さんの押し殺したようなうめき声が聞こえ、布団の中から出た手がベッド柵を探しているようでした。看護師は、学生に「手を握ってあげて」と言いました。学生は、まるで自分が検査を受けているかのような苦悶様の表情をしていましたが、看護師に促されると、恐る恐る枕元に行き、「大丈夫ですか」と声をかけながら豊田さんの手を握りました。学生は、握り返された豊田さんの手の強さに、自分もぎゅっと握り返しました。後になってもその感触が残るほど、強く握りました。

検査は三十分程度で終わり、穿刺部位をガーゼで圧迫止血するために砂嚢が乗せられました。学生がバイタルサインを測定しにいくと、豊田さんがにやりとしながら言いました。「あなたが手を握ってくれたから、本当に安心したわ。でも、ちょっと痛かったわよ」と。

看護技術の傍らに見えたもの

患者は孤独感の中にいる

痛みをはじめとする、なんらかの身体的な苦痛が生じやすい検査の場合、患者が検査や処置を安心して安全に受けることができるように、実施前・中・後の患者の状態のアセスメント、検査に適した姿勢や保温、着替え、器具などの準備を行うことは、看護師の基本的な役割です。ここで忘れられがちなのが、患者は孤独感の中にいるということです。

何が孤独感を生み出しているのでしょうか。三つの背景が考えられます。

一つ目は、検査室の中には医師、検査技師、看護師などがいますが、患者という立場の存在は自分一人という事実です。

二つ目に、検査の進行や生じる苦痛なども含め、これから起こる出来事に対して知らないのは自分だけで、周りの医療者は慣れた、リラックスした雰囲気があるという落差があります。

三つ目に、検査や処置内容によっては顔に布が掛けられたり、照明が落とされ薄暗い中で行われ、検査中は一定の体位を保ち、動かないように腕を固定されたり、検査器具を装着されることが挙げられます。患者は視野が狭まり、時間経過もつかめないような感覚が生じ、時間や空間の中で、自分の存在そのものがひどく孤独に思えるのです。

豊田さんは、骨髄穿刺の痛みの中で、強い孤独感にさいなまれていたことでしょう。何かにしがみつき、踏ん張ることで、今ここにいる自分をつなぎとめようとして何かを探していたのではないでしょうか。そして伸ばした手の先に、無機質なベッド柵ではなく、思いがけず、温かい人の手があったのです。

「何かをすること」よりも「何かをしないこと」

豊田さんは、自分に向けられた声、痛すぎるほど握られた手によって、自分をつなぎとめることができたのではないでしょうか。

本来、看護は心地よさを提供し、不快なものから患者を守ることが第一義的な働きです。しかし、侵襲的な検査、機械化された医療は患者に多くの苦痛をもたらします。「診療の介助」を行う看護実践では、ややもすると安楽ではなく、苦痛をもたらす検査や処置の介助が大きな比重を占めるようになっています。

検査時の看護の本来の意味はなんでしょうか。痛みを伴う検査時に、看護師は何ができるのでしょうか。医療人類学者のアーサー・クラインマンが記した、ある患者の医師についての語りがあります。

「なんて説明したらいいか。何かをしてくださるのより、何かをしないでいただけることが身にしみますね。……（中略）……でも、一緒にいるあいだにしてくれることに意味があって、それがあの先生の特別なところだと思います。サミュエル先生は、患者の身に起こっていることを気遣ってくれるんです。どんな目にあってきたか覚えていてくれます[21]（以下略）」。

何もしないで、苦痛の中にいる患者のそばにいることは、しばしば看護師に無力感を抱かせます。学生は手も足も出ないまま立ち尽くし、無力感の真っただ中にいました。しかし、豊田さんが求めていたのは「特別な何かをしてくれること」ではなく、「何かをしないでも、患者の身に起こっていることを気遣うこと」でした。

学生にとって、孤独感の中にいる豊田さんの手を握る行為は、自分のできなさ加減のほうが強くあらわになった体験だったかもしれません。しかし、豊田さんにとっては、それこそが求めていたことだったのです。

一見すると何もせず、ただ患者の手を握ってそこにいるだけに見えるかもしれません。しかし、医療が高度化しコンピューターや様々な医療機器に囲まれている環境の中で、人と人との直接的なふれあいが、患者の体験に耳を傾け、気遣い、尊厳を守るケアになるのです。

＊1 **胸骨への穿刺** 骨髄検査は、現在は安全上の理由から腸骨に行われることが多いが、以前は胸骨正中から穿刺を行うことが多かった。

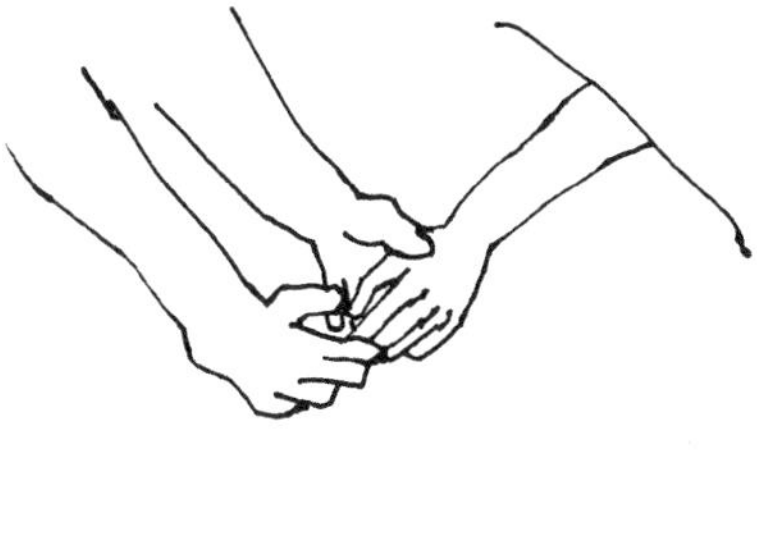

けんさ・しょちのかいじょ【検査・処置の介助】　患者が検査や処置を安心して安全に受けることができるようにすること。苦痛を伴う検査時には、患者は孤独感を体験しやすい。検査中に患者の手を握るという看護師の行為は、特別な何かをすること以上に、侵襲的な検査を受ける患者の体験を気遣う行為となりえる。

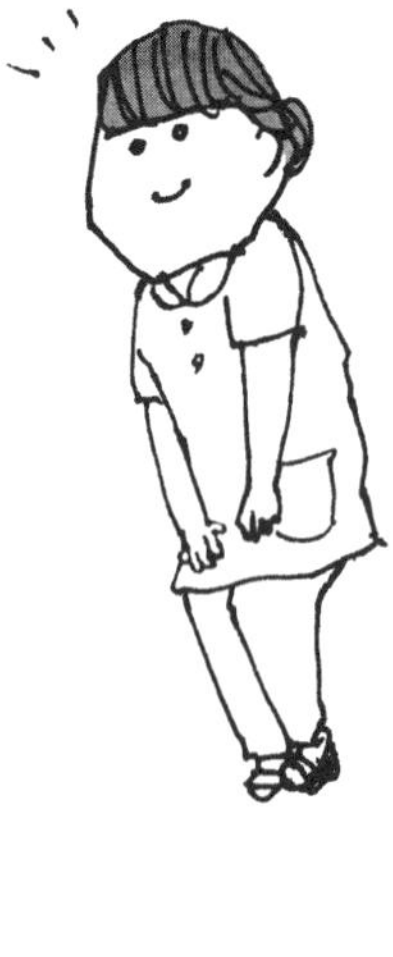

Column

看護技術をめぐるもの・こと

消えた看護技術の道具、「ガラス製の尿器」

ガラス製の尿器を見たことはありますか？ 現在、医療施設や在宅で使用されている尿器の大部分は、ポリエチレンや塩化ビニール製のものですが、かつてはガラス製の尿器が主流でした。分厚いガラスにはところどころ気泡が入り、手作りのぬくもりが感じられますが、ガラスは重量がある上に、落とすと割れます。一方のポリエチレン製は軽く、値段も手ごろです。

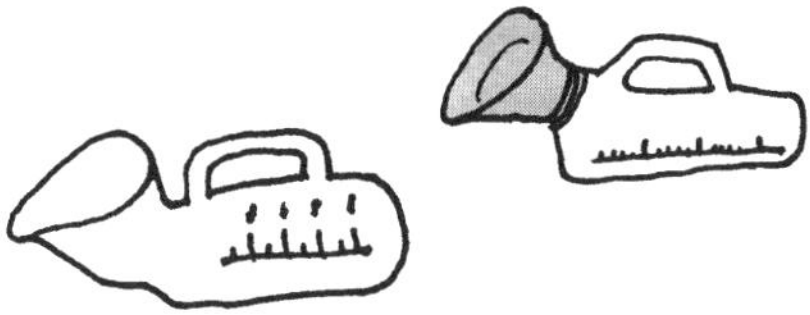

ガラス製尿器を好む患者さんが多くいました。女性患者にとって、ガラス製は会陰部に当たる尿器のふちが丸く厚みがあるために肌ざわりがよく、ぴったり密着するのです。看護師にとっても、床上で介助する時にはベッドの上での据わりもよく、排泄された尿の色もクリアに見えます。ポリエチレン製尿器はふちが固く、陰部に押し当てても密着せず、強くあてると食い込みます。

ガラス製の器具類、ケア用品には、他にも吸い飲みやシリンジなどがありますが、今ではほとんど用いられていません。医療器具に限らず、低価格の石油化学製品、使い捨て可能で防水性の高い不織布や紙製などの製品が増えています。

材質の違いによって、介助方法や消毒方法なども異なってきます。従来の知識や方法ではうまくいかないことも出てきますから、道具の変化に合わせ、それを扱う看護技術の再検討が必要です。

静脈血採血

ベテラン患者が取り出した「パンツのゴムひも」

じょうみゃくけつさいけつ【静脈血採血】　静脈から血液を採取すること。採血用針とホルダーを用いて、真空採血管によって上腕部の静脈から血液を吸引する方法が一般的である。できるだけ太く、まっすぐな静脈を選び、駆血帯で圧迫、消毒、穿刺する。ホルダーに採血管を差し込み、血液が吸引された後に採血管をホルダーから外す。駆血帯を緩め抜針、穿刺部位はアルコール綿で圧迫止血する。

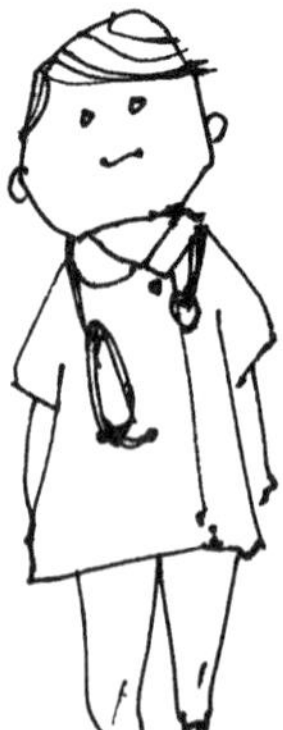

看護技術のある風景

見られているプレッシャー

繰り返し治療を受け、療養生活を続ける患者の中には「ベテラン患者」と呼びたくなるような人がいます。瀬田さんは数年にわたって抗がん剤治療を受ける五十代の男性でした。瀬田さんは抗がん剤治療によって骨髄抑制が起き始める時期になると、背骨にじーんとするような違和感があり、そろそろだと予測します。そんな時、実際に採血結果をみると、瀬田さんの言ったとおり、骨髄抑制が起きていることがしばしばありました。

瀬田さんを担当する日は緊張感がありました。というのも、瀬田さんには一挙手一投足を見られていたからです。点滴バッグ交換の手順、血圧計の消毒方法、清拭時のタオルのたたみ方。さらに、点滴スタンドは頭側の枕の横付近に設置する、カーテンは隙間なくきっちり閉めるなど、常に目を光らせている瀬田さんからは、そのとおりになっていないと、一つひとつダメ出しがありました。瀬田さん自身は、感染症にかからないように常に身体を温め、ストレッチ体操をしたり、がんに甘いものはよくないと控えたり、自分にも厳しく生活を整えていました。私は、瀬田さんの期待に応えるべく、看護技術も上手くなりたいと思いましたが、いざ瀬田さんと対面すると緊張し、ぎこちなくなることもしばしばでした。

瀬田さんは看護師や自分自身に対する厳しさと同時に、やさしさも持ち合わせている人でした。時々、病気への思いを話したり、夜勤で疲れた顔をしている私を励ましてくれたこともありました。独身の看護師にお見合い話をもちかけることもありました。

ただ、抗がん剤の治療中はベッドで仰向けになり、目をつむってじっとしている姿を多く見かけました。気分が悪いのかと声をかけると、「岩石に岩清水が一滴一滴しみこんでいくように、自分の細胞の一つひとつに抗がん剤がしみ通って、全身にじんわりと効いていくようにイメージしているんだよ。ただ単に点滴を受けるよりも、こうやって念じ、瞑想しながら治療することが大事なんだよ」と静かに、目を閉じました。それ以降、治療中に目を閉じている瀬田さんを見かけるたびに、瀬田さんの治療に懸ける思い、できることは何でもして絶対に治ってみせるという決意を感じました。

パンツのゴムひも

瀬田さんとのかかわりが増えるにつれ、私に対するダメ出しも少しずつ減りましたが、できれば誰か他の看護師に代わってもらいたいと思う場面がありました。それは瀬田さんの静脈血採血でした。治療効果や経過をみるために、一週間に一～二回の採血指示が出ていました。採血を一回で痛みなく行えるかどうか、瀬田さんの場合にはかなり緊張しました。一回の穿刺で上手く採血するのはもちろんのこと、骨髄抑制によって出血傾向もあったため、駆血や止血時に強く圧迫せず、短時間で終わらせなければなりません。

しかも瀬田さんは、採血する血管を指定しました。点滴・採血の回数が多いため、左右の上腕部分の太い血管にはかなり皮下出血がありました。瀬田さんはどの血管から採血するか、カレンダーに記入してローテーションを組み、順番に穿刺部位を変えるようにしていたのです。細く、曲がった血管は、看護師泣かせでした。

ある朝のことです。今日も瀬田さんの採血です。訪室すると、瀬田さんが「ちょっと、今日はこれを使ってみて」と床頭台の引き出しから白いひものようなものを取り出しました。よく見てみると、使い込んでゆるゆるに伸びきった、パンツのゴムひもでした。「病院で採血の時に使う黒いゴムはキツイでしょう。これだったら緩く巻けばアザにならないし、いいんじゃないかと思って」と瀬田さんは笑顔で言いました。

えっ⁉ これを駆血帯の代わりに？ このような要望をする患者は初めてで、とても驚きました。先輩に相談し、とにかく瀬田さん自家製のゴムひもで駆血して採血をしてみることにしました。

さて、パンツのゴムひもは、駆血にも支障がなく、瀬田さんの腕に皮下出血を起こすこともなく、無事に任務を終えることができました。瀬田さんは「僕が考えた方法、よかったでしょ！　次からはこの方法で頼むよ。他の患者にもいいんじゃないかな」と、とても喜んでいました。この後、瀬田さんの採血時には、パンツのゴムひもを使用するようになりました。

看護技術の傍らに見えたもの

生き抜く術としての患者の「こだわり」

本来「こだわり（こだわる）」は、ささいなことを必要以上に気にしたり、つまらないことに引っかかったりすることを意味する否定的な言葉です。しかし、近頃は「こだわりの逸品」などと表現されるように、細部にまで注意を払い、妥協せずに物事を追求する肯定的な意味合いで用いられるようになっています。

患者や家族の「こだわり」は、どのような現れとして看護師に受けとめられるでしょうか。看護師にとって、患者の「こだわり」は、「細かいところまで要求する」「○○さんなりのやり方でないと受け入れてもらえない」と、否定的な意味として映ることが多くあります。

患者にとっては、病気の治癒や苦痛症状からの回復を目指して、自分なりの対処方法を模索し、看護師に伝えるのですが、看護師からはネガティブな「こだわりの強い患者」というレッテルが貼られてしまうことがあります。

瀬田さんは、看護師にも、自分自身に対しても、決して「まあ、いいかあ…」と諦めたり、「このくらいで」と妥協することはありませんでした。このような瀬田さんの姿勢に、看護師が緊張やプレッシャー、かかわりにくさを感じることもありました。

私も瀬田さんのダメ出しの連続に、足が遠のくこともありました。しかし、パンツのゴムひもの一件以来、瀬田さんの「こだわり」は、病いを生き抜く術なのだと思うようになりました。おそらく瀬田さんにとって、日常の行動の一つひとつを諦め、妥協することは、回復すること、生きること自体を妥協することになってしまうのでしょう。骨髄抑制によって白血球数がゼロ近くまで減少している瀬田さんにとって、看護師や自分の一つひとつの行為が細菌感染を引き起こし、命を左右することになるのですから。

瀬田さんと同様に「生き抜くための強いこだわり」をもつ患者がいました。痛みが強く、ベッド上で生活する沢井さんです。ベッドの頭側をギャッジアップする時のスピード、枕の微妙な傾き、足元の布団の位置、すべてに沢井さんなりの手順と決まりごとがあり、看護師はそれに対応することを求められました。スタッフが同じようにケアできるよう、ベッドサイドにはギャッジアップ方法について記載したボードが掲示されていましたが、上手くいく時ばかりではありませんでした。沢井さんは、ギャッジアップのたびに細やかな角度調整の手順を看護師に説明しなければ、激痛に見舞われたのです。

患者でなくとも誰にでも大切にし、譲れないことがあります。ただ、それらが「こだわり」として強く現れるのは、それだけその人が意図して、努力しなければ守ることができない状況にあるからではないでしょうか。

当事者の実感を大切にする

一九九〇年代以降インフォームド・コンセントの概念が定着し、患者が主体的に医療に参画し、当事者としての患者からの発信、患者と医療者がともに治療やケアをつくっていこうとする動きが進んでいます。

パンツのゴムひもを駆血帯の代わりに用いるという瀬田さんのアイデアには驚きましたが、既成の方法や概念、価値観にとらわれず、当事者の実感に基づいてケア方法を工夫することも大切です。患者だけでなく看護師も当事者として、もっと患者の体験や実感を土台にすることで、新しいケアの方法や新たな価値観を生み出すことができるのではないでしょうか。時には突飛とも受け取れる発想が、「採血には必ず、既成の駆血帯を使わなければならない」という当たり前の方法を問い直す、一つのきっかけになるかもしれません。

作家で、がん患者としての自身の体験を記した柳原和子は次のように述べています。

「患者の役割の第一は医療者に実感を正確に伝えるということにある。近代医療は個別性について、いまだ無力である。無力を埋めるのは医師と患者のおたがいに対する好奇心、自分は必ずしも完全ではない、絶対ではない、という謙虚な姿勢だ。実感は武器、とわたしはいつも自分に言い聞かせてきた。基本は自分のからだに関心を抱き続けること、好奇心を失わないこと、ではないかとわたしは思う[22]」。

既存の方法では解決できない時、患者の実感、看護師の実感に立ち戻ってみてはどうでしょうか。患者の実感は「こだわり」でもあります。「こだわり」は患者の「武器」であり、看護師にとってもケアを変えうる「武器」になるのではないでしょうか。

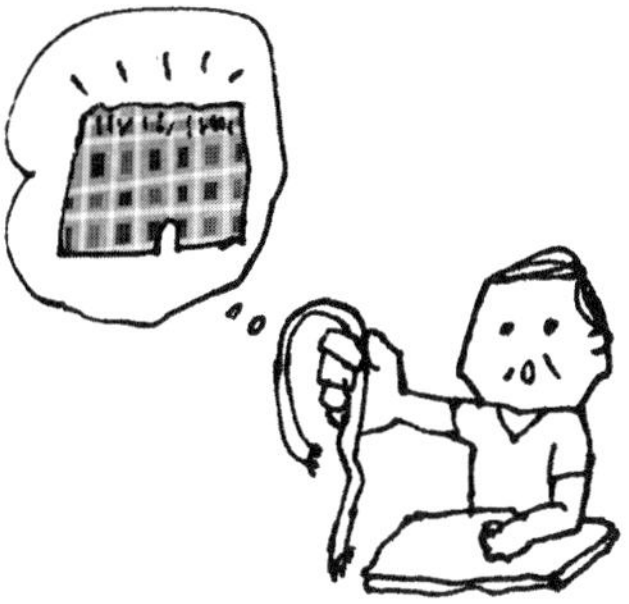

じょうみゃくけつさいけつ【静脈血採血】　静脈から血液を採取すること。採血用針とホルダーを用いて、真空採血管によって上腕部の静脈から血液を吸引する方法が一般的である。新人看護師にとっては一回の穿刺で採血を完遂できるかどうかが患者との信頼関係にも影響するため、プレッシャーの高い看護技術である。ベテラン患者からは血管を指定される場合も多く、伸びきったパンツのゴムひもが駆血帯の代用品となる場合もある。

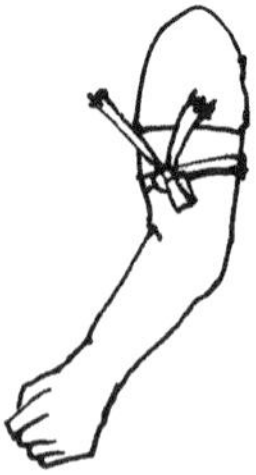

Column

看護技術をめぐるもの・こと

締めすぎにご用心！

採血や注射の際、血管を怒張させるために用いるのが駆血帯です。では、駆血帯はどのくらいの強さで巻けばよいのでしょうか。

米国では水銀血圧計のマンシェットを用いた場合、40 mmHg以下と記されているそうです[1]が、日本では明確な数値としてテキストへの記載はされていません。

ベルト式駆血帯を用いた場合、静脈穿刺に適切な張力は2～3 kg（血圧計によって測定した駆血圧としては40～90 mmHg）で、それ以上の圧で締めても怒張しないことを明らかにした研究があります[1]。一方で実際に臨床看護師の駆血帯の締め具合を測定した研究結果[2]によると、圧は平均145 ± 56.1 mmHgと高く、100 mmHg以下で締めていた看護師はわずか27%でした。しかも22%が200 mmHg以上の高圧で締めていたのです。

高圧で締めている時間が長ければ、皮下出血斑ができるなど患者への負担が大きくなります。駆血帯は締めすぎず、必要十分な圧を心がけましょう。

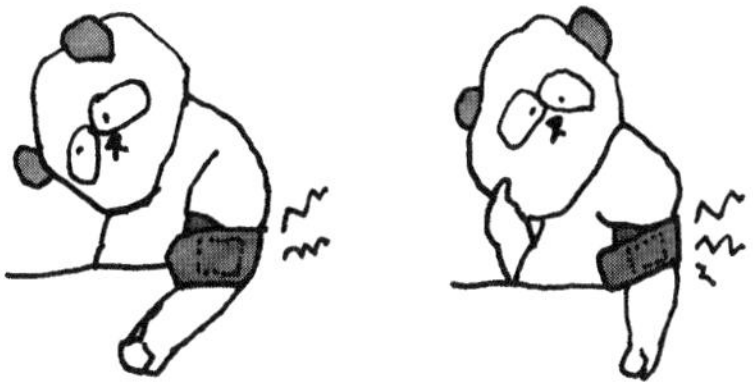

文献

1）加藤晶子，森將晏(1979)：静脈穿刺に用いる駆血帯装着時の駆血帯の張力と静脈怒張度との関係および怒張度に影響する身体的要因についての検討，日本看護技術学会誌 8(3)，42-47
2）加藤晶子，森將晏(2010)：看護師が静脈穿刺をする際の駆血圧と駆血帯装着方法について，日本看護研究学会雑誌 33(4)，131-136

アンプルカット

なぜ指を切るのか、ベテランと新人の違い

あんぷるかっと【アンプルカット】　アンプル ampule の中の薬剤を吸い上げるために、アンプルの頭部と胴体部のくびれ部分(頸部)をカットすること。アンプルカットの後、注射針、シリンジを用いて中の薬剤を吸い上げる。アンプルはフランス語 ampoule に由来し、注射薬剤を充填し密封した小さなガラス容器のこと。

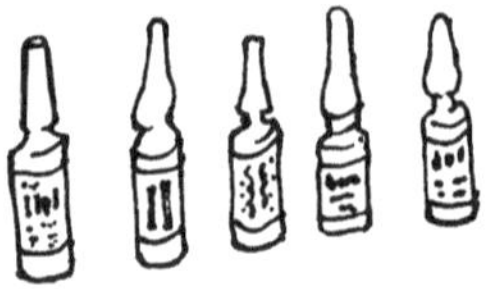

看護技術のある風景

切り傷の絶えない指

看護師の業務の中で、最もインシデント[*1]が多い看護技術は何だと思いますか？ それは薬剤を取り扱う技術です。薬剤名が同じでも、吸入薬、内服薬、静脈注射用の製剤などがあり、それぞれに保管場所も冷所保存、遮光保存など、異なる場合もあります。それらが投与忘れや過剰投与、投与経路の間違いなどの要因となっています。複雑な作業を安全に行うためには、看護師同士でダブルチェックを行うなど、多くのエネルギーを費やさなければなりません。最近は病棟担当の薬剤師が配置され、入院患者の内服薬や注射薬の一部を準備するようになってきましたが、まだまだ看護師の業務の中で、薬剤の準備にあてる時間が多いのが実情です。

注射薬の準備に欠かせない技術が、アンプルカットです。小さいサイズで一ミリリットル、大きいものは二十〜三十ミリリットルのアンプルと呼ばれるガラス容器の頸部をカットし、中の薬剤を注射針とシリンジで吸い上げます。薬液は人体に投与するものですから、無菌的に取り扱います。これが意外に初心者には難しい技術で、うまくできないのです。

私は学生時代の技術演習で、二ミリリットルくらいの小さいアンプルを数回カットしただけで、実習では実際にアンプルカットを体験しないまま就職しました。大量の抗がん剤治療を主な治療法とする血液内科病棟では、毎日かなりの抗生剤が投与されていました。看護師のアンプルカット回数も半端ではありません。慣れない手技に、指先には切り傷が絶えませんでした。とくに、右の人差し指の第二関節の内側あたりに、出血するほどではないごく浅い傷ができました。困ったなと思いながらもやり続けるしかなく、いつしか、傷をつくらずにカットできるようになっていました。

指先を負傷する学生が後を絶たない

看護技術の授業・演習を担当するようになり、驚いたのがアンプルカット時に負傷する学生の多さでした。学生は二年次の注射の演習時に初めてアンプルに触れるのですが、二割ほどの学生が指を切りました。しかも、右利きの学生の場合、左人差し指の第一関節あたりを切り、出血もしています。学生たちが同じ部位をけがするということは、教え方に何か問題があるのだろうか、どのように教えたら学生が指を切ることなくアンプルをカットすることができるのかと考えました。

授業・演習には四、五名の教員がかかわるため、やり方のばらつきが大きくならないように、デモンストレーション前には必ず手技の確認をします。アンプルカットの場合、教員によって立ち位置、姿勢、目線、どの指を使うかは微妙に異なりました。それぞれに身長、体格、手の大きさ、指の長さも違いますから、アンプルの持ち方ひとつとっても同じようにはいきませんでした。行きついた結論は、学生に反復練習してコツをつかんでもらうしかないということでした。

一方、学生は一度失敗して指を切ると、それ以後は、また指をけがするのではないかと怖がり、力が入らず、動きがぎこちなくなり、さらに上手くいかなくなる、そんな人が多くいました。小さなアンプルから成功体験を積み重ね、苦手意識や恐怖心を克服してもらおうと、「ためらわずに板チョコを割る気分でパキッと」など、自分流のコツを言葉にして伝えるのですが、学生のアンプルカット技術は一向に上達しませんでした。

ベテランとの違いはどこにある?

なんとかしたいと思っていた矢先に出会ったのが、アフォーダンス理論に基づくアプローチでした。アフォーダンス理論は、行為を行っている人の意識に着目するのではなく、行為そのものをまずよく観察し、身体が周囲にある環境の何を知覚して次の行為を選び取っているのか、環境が行為をどのように可能にしているのかに着目します(九十一頁参照)。

早速、ベテラン看護師と学生のアンプルカット場面をビデオ撮影し、どこが違うのかをひたすら見ることにしました。また、アンプルカットがうまくいった時にはポンという澄みきった歯切れの良い音が出ていたこと、カット断面がきれいな円形になっていることを経験的に感じていたため、それらも観察することにしました。その結果、ベテラン看護師と学生では、アンプルを持つ高さ、目線、力を入れる方向がまったく異なることがわかりました。

さらに、看護師のアンプルカットは行為が流れるように層をなし、連続していたのに対し、学生は一つひとつの行為が分断されていました。簡単にいうと、看護師はアンプルを手に持ったと思ったら、あっという間に割り終えてしまうのです。一方の学生は、アンプルを眺め、手に取ってみたり、机に置いたり回したり、頸部を折る瞬間もためらいながら力をゆっくり入れ、まるでスローモーション映像のような動きでした(23)、(24)。

身体に着目して見えたもの

ベテラン看護師は何十回、何百回というアンプルカットを繰り返します。夜勤中の看護師がアンプルカットを行い注射薬を準備する様子をビデオ撮影した時、処置台の上の薬剤を確認し、注射器と針を組み立て、アンプルカットを行うまでの一連の所作のよどみなさに感嘆しました。とにかく早く、動作が連続してなされ、今行っている動作と次の動作が重なり合って流れ、看護師がアンプルを持った瞬間、ふっと肩が上下したかと思いきやアンプルがきれいにカットされていたのです。何かコツがあるのかと質問しましたが、「慣れですよ」という返事しか返ってきませんでした。一つひとつの動作にも特徴があるのかもしれませんし、何よりも全体としての動作の流れ自体が巧みさを生み出しているのではないかと思いました。

あたかも看護師自身の身体に埋め込まれているようなアンプルカットの技術、それをなぜ、どうしたらうまくカットできるのかを、できるだけ言葉にしてもらえば何かが解明できるでしょうか。おそらく、身体に埋め込まれているコツを言葉にしたとしても、言語化した時点で性質の異なるものとなって取り出されてしまうはずです。すると、性質が異なったものを受け取った学生は、再度、言葉となって形式化された知を身体の知に落とし込まねばなりません。それでは、駄目なのです。

それならば言語の世界はひとまず横に置き、ベテラン看護師のスタイル、身体の動きそのものを真似てみたらどうだろうと考えました。まずベテラン看護師の動作の特徴を分析した後、教員である私がそれを真似てデモンストレーションします。学生には、アンプルは下腹部（丹田のあたり）[*2]に持ち、肩の力を抜いて両脇を締める、目線はまっすぐにしてアンプルを持つ手元を見ないでやってみてと、最小限の動作の説明を加えるだけにしました。そうしたら、どうでしょう！　なんと、指を切る人数がかなり減り、七十名の学生のうち二、三人になったのです。

看護技術の傍らに見えたもの

反復・模倣の意味の問い直し

学生や新人看護師は、エビデンスが言語化された知識をテキストから学び、演習、実習、実践の場で実際に身体を動かし、繰り返し行うことで看護技術を習得していきます。それが現在の技術教育の主流です。「反復」練習の重要性は技術教育の中で広く認識されており、繰り返し行うことで行為が身体化され、一連の看護技術をスムーズに行うことができるのです。ベッドメーキングも十回、二十回と行うたびに仕上がりまでの時間が短縮され、美しいベッドに仕上がります。

一方、今回のアンプルカットで実施したような「模倣」という方法についてはどうでしょうか。模倣は「猿まね」という言葉にあるように、サルが何の考えもなくただ人間の行動を真似ることを意味するものとして軽んじられてきたきらいがあります。しかし、模倣という学習方法は身体に着目する学習においては重要です。「反復」練習というものが、学生が物や人との間で身体を知覚、探索し、組織化するプロセスとするならば、「模倣」学習は、学生が熟練した技術をもつ看護師や教員の身体の動きを自分の身体に写し取り、学生自身の身体を通して手がかりを確かめ、探索し、行為を組織化するプロセスといえます。

反復練習や模倣はスポーツや茶道などにも通じる学習方法です。同じ動作を繰り返し、回数を重ねることによって、バラバラだった個々の動きがまとまりをもって連動し、いつしか「上達」という質的な変化が表れるのです。模倣と反復練習は切り離すことはできません。上手な人の所作を真似ること、言葉に頼らず身体を使って繰り返すことが大切です。

ただし、この学習の過程では、学習者と指導者がともに模倣と繰り返しにどういう意味があるのかを知っていることが重要です。身体の感覚に注意を向け、常にリフレクションする(振り返る)ことが欠かせません。

＊1　インシデント　医療界では、医療事故(アクシデント)に至る前の事象を指し、ヒヤリ・ハット事象と同じ意味で使われることが多い。ただし英語の incident に、事故とヒヤリ・ハット事象の区別はない(河野龍太郎 2014『医療におけるヒューマンエラー 第2版』医学書院 13)。

＊2　**丹田のあたり**　東洋医学や気功などで使われる概念的な言葉で、臍から握りこぶし一つ分ほど下を指す。いわゆる「下っ腹に力を込める」時に力の入る部分。

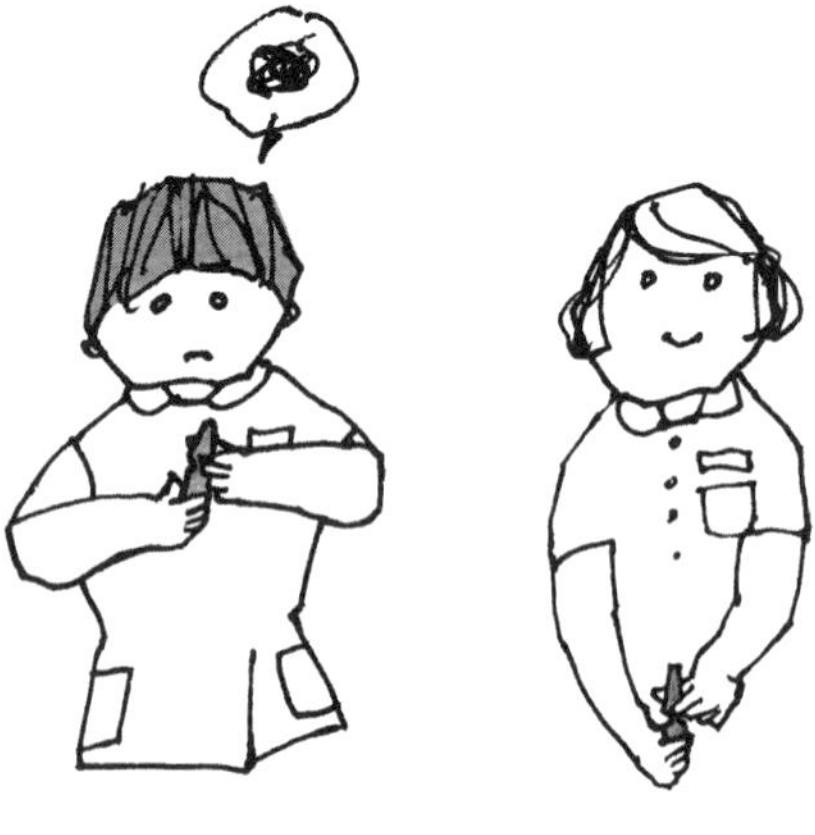

あんぷるかっと【アンプルカット】　アンプル ampule の中の薬剤を吸い上げるために、アンプルの頭部と胴体部のくびれ部分（頸部）を折ること。学生は、まず理屈抜きにベテラン看護師の手技を模倣、反復することが大切である。一度うまくいったら自身の身体の感覚に着目しながら何度も繰り返すことによって、指を切る恐怖心を克服できる。

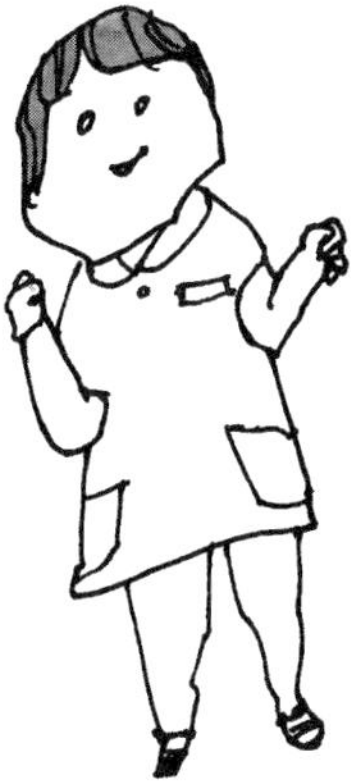

リハビリ支援

リハビリ室で見た患者は幻か？

りはびりしえん【リハビリ支援】 身体機能などの障害によって日常生活に支障のある人に対して、機能回復に向けて直接的な身体への働きかけを段階的に行ったり、機能を補う方法を相談・調整すること。医療の中では、看護師、理学療法士、作業療法士、言語聴覚士など様々な専門職がかかわる。

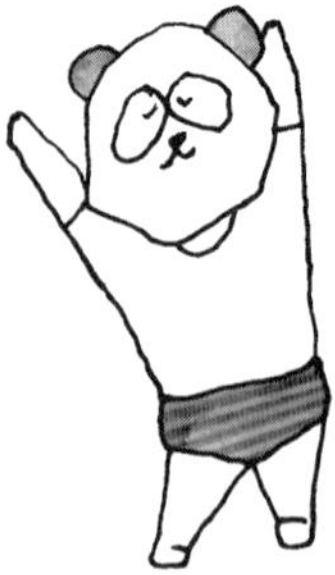

看護技術のある風景

病室では寝たきり

下田さんという八十代の男性が、個室に入院していました。慢性心不全のために利尿剤などの内服治療を受けていましたが、呼吸苦が出現し自宅のトイレで動けなくなりました。体重八十キログラムを超える下田さんを、細身で高齢の妻一人では介護することができず、妻は入院時に、「家で動けるようになるまでは、ここにおいてもらいたい」と強く要望しました。

呼吸苦が強かったため、一週間ベッド上で過ごし、食事はベッド頭部を挙上してファウラー位[*1]で摂取、排尿はベッド上で尿器をあてて行いました。最初は、食事をするにも倦怠感が強く、看護師が口元まで食事を運びました。そうしないと下田さんは自分ではほとんど食事に手を付けない状況でした。妻が昼頃に面会に訪れ、夕食までの時間を過ごしていたので、下田さんはベッド上から動くことがありませんでした。

一週間ほど経過し、胸水が減少して呼吸苦も落ち着いてきたため、本人と妻の要望で、自宅退院に向けてリハビリテーション(以下、リハビリ)を開始しました。毎日リハビリ室に行き、理学療法士の訓練を受けることが決まりました。しかし一週間ベッド上で過ごした影響は予想以上に大きく、いざ車いすに移ってリハビリ室に行く段になり、下田さんは身体に力が入らずバランスを崩しました。ベッドに端坐位になっても、すぐに姿勢が崩れていってしまうような状態でした。

リハビリ開始からしばらく経過しましたが、車いすに移乗する時には看護師二人がかりで介助しなければならないくらい、相変わらず下田さんの足元はおぼつかないままでした。下田さんからのナースコールは、「横向きになりたい」「電気を消して」「ティッシュをとって」など、リハビリの効果が出ていないのではないかと思うような内容でした。

幻を見た？

病棟では、下田さんはナースコールの常連でした。本当に動けないのか、面倒だからナースコールを押してくるのかわからないほど頻回なため、スタッフで話し合い、自分でできることはなるべくやってもらうことにしました。食事もオーバーテーブルにセッティングして摂取を促し、体位変換、着替えも、なるべく自分でできる動きは手伝わないようにしました。

「家に帰れるように、がんばりましょう」という看護師の促しに、下田さんは積極的な様子はありませんでしたが、かといって拒否するそぶりもみられませんでした。

下田さんはベッドの下に落ちた老眼鏡を拾おうと自分で手を伸ばし、体勢を崩して元に戻れなくなり、もがいているところを看護師に発見されたこともありました。下田さんなりに、できることはやろうとしているのだと実感させる出来事でした。

一方、妻は下田さんをかいがいしく世話し、昼食と夕食は妻がスプーンを口に運んで介助していました。ご自分で召し上がれますよと伝えても、「いえ、主人がそうしてくれっていうものですから」と、食事や排泄の介助を続けていました。

ある日、リハビリ室から下田さんを迎えに来て欲しいとの電話が入った時のことです。いつもは看護助手が送迎を行っていたのですが、手が空かなかったため、私が行くことになりました。リハビリ室に到着し、私は自分の目を疑いました。

なんと、下田さんがメガネをかけ、杖をついて歩いていたのです！　病棟ではベッドから身体を起こすことすらままならない様子で、メガネをかけることも、義歯を装着するのも食事の時だけで、何かにつけてナースコールを押す下田さんが、歩いているのです。病棟での下田さんと目の前の下田さん、どちらが本当の姿なの？　と思わずにはいられませんでした。

下田さんはリハビリを終えると、私の姿に気がつき、車いすにドスンと座りこみました。私が興奮気味に「下田さん、歩いているんですか！」と話しかけると「まあ…」と言葉を濁しました。

病室に到着し、ベッドに戻りましょうと声をかけたところ、なんと下田さんの身体は鉛のように動かないのです。結局、看護師二人でベッドに移しました。その後も下田さんは、いつもと変わらず「テレビのリモコンをとってください」とナースコールを鳴らしました。リハビリ室で見た下田さんの歩く姿は、幻だったのでしょうか。

●看護技術の傍らに見えたもの

前進しないリハビリ、その背景にあったもの

病棟では下田さんが自分の身の回りのことをできるようになり、自宅へ退院できることを目標にかかわっていましたが、一向に前進する気配がありませんでした。後になって、病棟で看護師が感じていたリハビリの停滞感の背景が浮かび上がりました。

看護師のカンファレンスで指摘されたのは、下田さんが行う「自分の身の回りのこと」の範疇《はんちゅう》が、看護師が一般的に想像し、期待するものとは大きくかけ離れている点でした。かいがいしく世話する高齢の妻の姿にスタッフは違和感を覚え、なるべく自分でやってもらうように説明しましたが、変わることはありませんでした。箸より重いものは持たない

などと比喩されることがありますが、下田さんは妻がいれば箸すら持たない生活だったことが後々になってわかりました。結婚当初から、下着を履く時も靴下を履く時も、足を通しやすいように妻が履き口を開けて準備し、下田さんは足を通すだけだったそうです。もちろん、新聞やテレビのリモコンなども手に届くところにいつも置くように妻が配慮していたのでしょう。

そのような生活をしていた下田さんにとって、若い看護師から「ご自分でやってみましょう」と叱咤激励される体験は、どのように感じられたのでしょう。下田さんが嫌な顔をしたことはありませんでしたが、そこは長年生きてきた余裕だったのでしょう。今さら……と思いながらも看護師のかかわりに広い心で接し、楽しんでいたのかもしれません。

「機能する身体」に目を向けがちのリハビリ

「日常生活行動の中での身体の動きそのものがリハビリである」、この考え方に異論のある人はいません。理学療法士がかかわる訓練を、看護師が日常生活行動の各場面の中で取り入れることによって、患者の身体機能はより高められ、その積み重ねによって日常生活動作がスムーズになります。日々の姿勢、座り方、すべてをリハビリと捉え、がんばる患者も多くいます。

一方、リハビリ室から戻った下田さんは、歩く姿は幻だったのかと思うくらい、病室での様子は正反対でした。まるでリハビリ室で成果を出すために、病棟ではじっと安静を保っていたかのように見えました。事実、そうだったのです。下田さんにとって、病室は休息の場でした。

思うように歩けなくなった身体がありありと感じられ、突き付けられる体験がリハビリなのですから、せめて病室に戻った時には、一人になって他者から評価されない自分の身体を取り戻したかったのでしょう。

看護が目指したのは、食べる、着替えるといった日常生活動作ができるという身体機能を高めることでしたが、下田さんにとっては、リハビリは「訓練」という特別なものでした。つまり日常生活の中で自ら取り入れて行うものではなく「特別の時間」に行うトレーニングでした。ですから下田さんにとってリハビリは、日常生活とつながるものではなく、歩けなくなった身体を確認する作業でしかなかったのです。そもそも、彼にとっての日常生活とは、妻からの手助け(介助)があるのが当然だったのですから。

他者からのケアが必要な身体、機能しない身体を補い、できるだけ改善しようとするのが看護です。しかし、そのようなまなざしはいつしか、下田さんの体験全体の中でリハビリを捉えるまなざしではなくなってしまったのです。「機能する身体なのか」という一面だけを捉えて進めるリハビリは、当然ながら前進しませんでした。できたか、できなかったかという行動主義的なかかわりだけでは、看護師は下田さんにとってのリハビリの意味を知ることはできません。できるか、できないかではなく、その人が行為をどう意味づけているか、その行為によってその人にどのような意味がもたらされているかに焦点をあてることで、新たなケアの風景が見えてくるはずです。

＊1　**ファウラー位**　仰臥位（仰向け）で、上半身を起こした姿勢。半坐位とも呼ばれる。

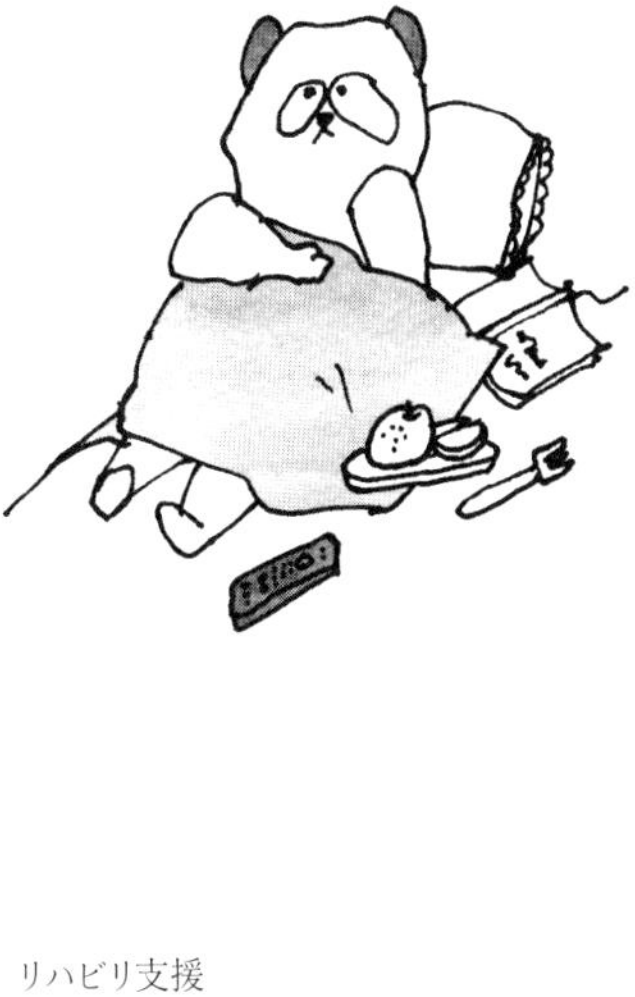

りはびりしえん【リハビリ支援】　身体機能などの障害によって日常生活に支障のある人に対して、機能回復に向けて直接的な身体への働きかけを段階的に行ったり、機能を補う方法を相談・調整すること。病室に戻ったとたんに動かなくなる患者の場合、機能するかどうかという他者評価による視点をいったん封印し、患者自身の体験に立ち戻ることで、日常生活につながるリハビリの方法が拓かれるかもしれない。

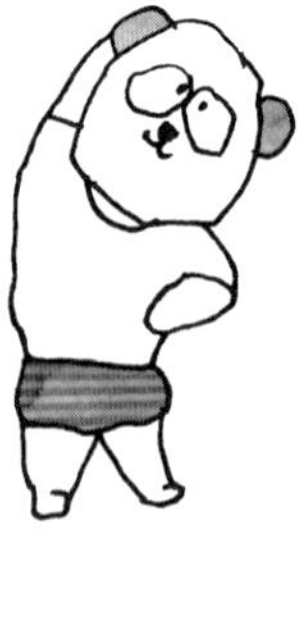

看護技術をめぐるもの・こと

変わりゆく看護技術、包帯法

創傷の治癒を促進するための外用薬、テープなどの衛生材料、ドレッシング材はめざましい発展を遂げています。それに伴い、包帯で創部を保護することも少なくなりました。伸縮性のネット包帯の登場によって、頭部のように丸みがあったり凹凸のある部位、関節など曲げ伸ばし動作が頻回な部位を簡単に保護することができるようになりました。そのため看護技術教育の中で、包帯法 bandaging にあてる時間は少なくなっているのが現実です。

しかし包帯法は、今も欠かせない看護技術です。災害現場などの応急処置として、骨折した部位に副木を当て固定したり、創部の保護や圧迫止血をするためにも用いられます。リンパ浮腫に対しては、弾性包帯を使用したリンパドレナージにも使われます。

包帯は、強く巻きつけすぎると組織が圧迫されて血行不良となります。一方で、巻き方が緩いと簡単に解《ほど》けてしまい、包帯の役目を果たさず、みっともない姿となります。身体のどこに巻くかによって包帯の引っ張り具合や強さを加減しなければならず、かなりの熟練を要する看護技術なのです。

看護師の所作、立ち居振る舞いの美しさのみならず、整えられたベッドや包帯などに現れる美しさは一種の機能美ともいえます。無駄のない看護師の動きが患者への負担の少ない技術であるように、強すぎず緩すぎずぴったりフィットする包帯は、見た目にも美しいのです。

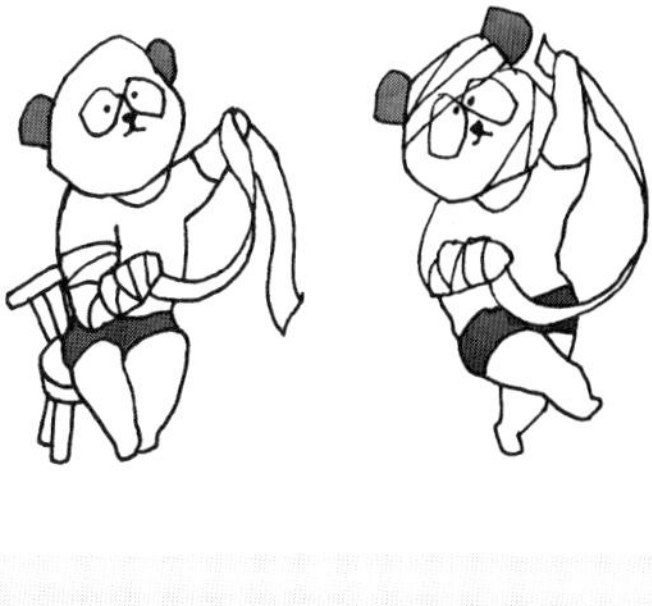

グリセリン浣腸

「物」化することで成立する、「恥ずかしい」行為

ぐりせりん かんちょう【グリセリン浣腸】 グリセリンという浣腸液が充填されたディスポーザブルの浣腸器を肛門から挿入し、浣腸液を注入して、排便を促す。直腸に便が貯留していて、緩下剤を内服しても排便が見られない場合などに用いられる。浣腸器のカテーテルを把持し、肛門部を目視し、四センチメートル程度挿入することで、直腸粘膜損傷のリスクを回避する。

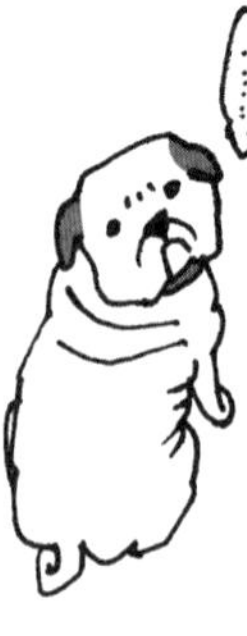

看護技術のある風景

二日に一回の決まりごと

看護師一年目に私の受け持ち患者となった渡辺さんは、二日に一回、必ずグリセリン浣腸を希望しました。渡辺さんは、がんの骨転移があり、長期にわたりモルヒネを内服していました。麻薬を内服すると必然的に便秘となりますが、渡辺さんは腰椎を骨折してコルセットをしていたため臥床がちで、さらに強い便秘症状に悩まされています。緩下剤を毎食後内服していましたが、まったく反応がなく、いつも腹部がぽってりとしていました。

渡辺さんは企業に勤め、前立腺がんの治療を受けながら働いてきましたが、再発、転移、腰椎骨折となり、定年を目の前に退職しました。とても静かで、穏やかな人柄で、いつもベッドで仰向きになったまま少し頭部を拳上して、歴史小説を読んでいました。コルセットを付けてベッドサイドに端坐位になったり、車いすに移ることはできましたが、痛みがあるためほとんど臥床して過ごしていました。食事の配膳や検温の時間などが遅れても、決してクレームを言ってくることもなく、いつも、誰に対しても、「はぃ、はぃ」「ありがとう」と穏やかな対応でした。

しかし、浣腸に対してだけは違っていました。二日に一回、必ず午前に浣腸をすること、それだけは強く要望しました。浣腸を行う日は大忙しで、浣腸→リハビリ→清拭あるいはシャワー浴を午前に済ませ、午後は読書時間でした。

私はプライマリーナース[*1]だったので、日勤の時には必ず渡辺さんを受け持ちました。ですから、渡辺さんのお蔭で何十回も浣腸を経験させてもらいました。渡辺さんは、ゴム便器愛好者[*2]でした。痩せていて仙骨部がごつごつしていたので、ゴム便器のフィット感が心地よかったのでしょう。ただ、ゴム便器の場合、容量が少ないため、浣腸液と二日分の便がたっぷり出た時に寝衣を汚さないように片づけるのは、新人看護師の私には一苦労でした。

目の前の肛門に集中

最初の頃は、左側臥位になった渡辺さんの殿部を持ち上げ、肛門部をよく見てカテーテルを入れることもスムーズにはいきませんでした。先輩に教えてもらいながら渡辺さんの肛門部をのぞき込み、かなり時間を要しました。渡辺さんはバスタオルをかけていましたが、下着を下ろしたままの姿です。今から思えば、娘くらいの年ごろの看護師に、下着を付けずに殿部を突出し肛門をさらすことが、どれほど恥ずかしかったことでしょう。

ところが、渡辺さんからは、いっさい恥ずかしさが感じられませんでした。私が手技に必死だったために気がつかなかったのかもしれませんが、それにしてもなんのためらいもなく下着を下ろし、お尻を私に向ける渡辺さんは、血圧を測定する時に腕まくりをするのと少しも変わらない調子で、「はぃ、はぃ」と穏やかでした。看護として必要なこととはいえ、毎回申し訳ないような気持ちになりましたが、私が恥ずかしがってはいけないと、表情に出さないよう意識しました。

一方で、浣腸器のカテーテルを握り、殿筋を持ち上げ、肛門部を確認する段になると、渡辺さんに恥ずかしい思いをさせているという申し訳ない気持ちはどこかにいき、目の前の肛門と手の感覚だけに集中していたのも事実です。

肛門部にカテーテルを挿入し、抵抗なくすうっとグリセリン液が吸収されていくと、人心地つきました。「大丈夫ですか」と問いかけると、「はぃ、はぃ」と変わらない調子の返事を聞いて、ようやく、私は視線を上げるのでした。

看護技術の傍らに見えたもの

身体を「物」化する

恥ずかしさや苦痛を伴う看護技術を実施する時に、「何が起こっているのか」について、同僚の看護師と面白い話をしたことがありました。今では実施されることが少なくなった、剃毛《ていもう》についてです。手術や検査の前処置として、主に下腹部から陰部にかけての体毛を剃るのですが、エビデンスが積み重ねられ、今はむしろ皮膚防御機能を低下させてしまうなどの理由で、カミソリで剃る処置はほとんど行われなくなりました。剃毛は患者に強い羞恥心を生じさせる象徴的な処置で、看護師にとっても、強い羞恥の感情を伴います。特に陰部の剃毛では、患者も看護師も最初は互いにぎこちなく、どのようにその場に身をおけばよいのかわからない空気感が漂います。

患者は下着をとり、最初はもじもじとしているのですが、次第に「どうにでもなれ」という境地で他者の前に身体をさらします。同僚看護師の体験では、それは看護師の側も同じだと言います。処置に入る前までは、どのように患者に対面し話しかけようかと考えを巡らせるのですが、物品を準備したり、患者の姿勢や体位を整えたりしていくうち、どんどん患者の身体の「部分」に集中し、いつしか目の前の皮膚を傷つけないよう、痛くないように手早く終えることが意識の前面に立ち上がります。その時、患者さんの表情や自分がその場でどのようにふるまうかは、背後に退いているのです。

その場面を批判的に捉えるならば、看護師は患者の存在を忘れて、患者を単なる「物」とみなしていることになるでしょう。しかし、興味深いのは、患者自身も自分の身体を「物」

化することで看護師にさらけ出すことができているという点です。看護師と患者、双方が、身体を「物」化することで、強い羞恥心を伴う行為が成立するという実感があるのです。

「物」化することは、良い、悪いではない

剃毛について話した時、渡辺さんの浣腸の場面が重ね合わさりました。確かに私は、浣腸器を握ると渡辺さんの存在全体が後ろに退き、肛門部分だけが私の意識の前面に現れていました。この現象は、私が新人看護師で手技が未熟だったからだけでしょうか。それだけではありません。看護師は、痛みや羞恥心などを伴う処置や介助を行う時、例えば注射や採血の時など、針を刺す瞬間に患者その人の全体性が意識の前面に立ち現われていたとすれば、躊躇《ちゅうちょ》なく侵襲的な行為を行うことはできないはずです。一瞬、相手を「物」とみなすことでしか成り立たない行為もあるのです。

一方の渡辺さんはどうだったのでしょうか。本来ならばお尻をさらけ出し、他人に見られたくない場面なのに、いつもの穏やかさを保つことができていたのはどうしてでしょうか。浣腸をしなければ腹部の不快感も増し、食事もできない状態にあったのは確かです。そのために、浣腸だけは自分の身体を「物」化することで乗り切ろうと身につけた術だったのかもしれません。

グリセリン液が渡辺さんの体内に入り、私は渡辺さんの様子を気遣う声かけをしています。その瞬間にはもう、「物」化された身体は背後に退き、渡辺さんという存在が広がっています。この経験の立ち現れは、良い、悪いではなく、看護の技術の一側面として否めないリアリティなのです。

＊1　**プライマリーナース**　一人の患者の入院から退院までを一貫して担当する看護師のこと。患者の個別性にあわせた看護計画を責任をもって立案・実施・評価する役割を担う。

＊2　**ゴム便器**　起き上がって排便することができない時に使用するゴム製の便器。腰部の下に敷き、空気を入れることで腰を上げて使用することもできる。

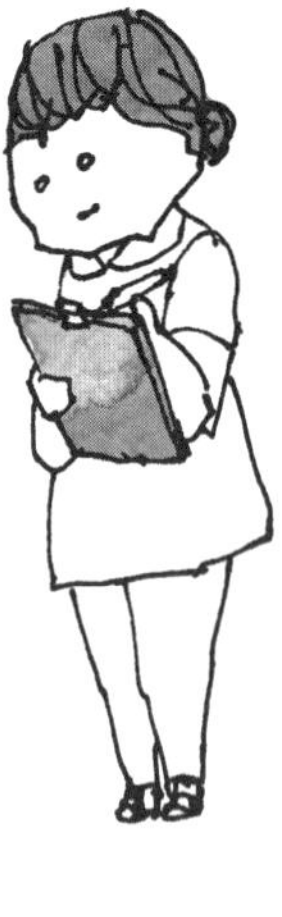

ぐりせりん かんちょう【グリセリン浣腸】 グリセリンという浣腸液が充填されたディスポーザブルの浣腸器を肛門から挿入し、浣腸液を注入して、排便を促す。痛みや羞恥心などを伴う処置や介助は、その瞬間に患者その人の全体性が看護師の意識の背後に退き、同時に患者も自身の身体を「物」化することで成立する行為となる。

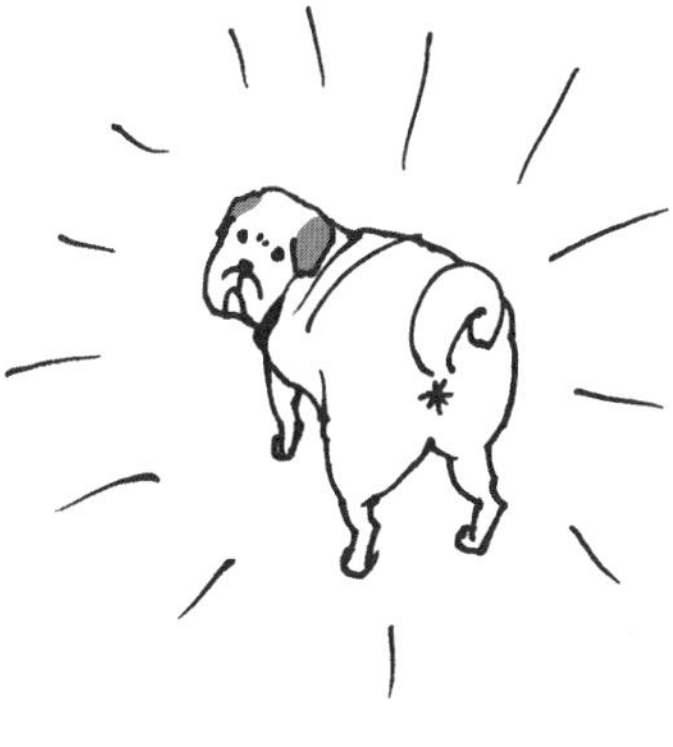

死後の処置

生と死、連続するケア

しごのしょち【死後の処置】　遺体の身体を清潔にし、生前の姿に近づけるように整えること。死後の身体硬直が始まる前に、医療器具を外し身だしなみを整え、体液・排泄物などの流出防止と感染予防対策などを行う。「死後のケア」「エンゼルケア」とも呼ばれる。

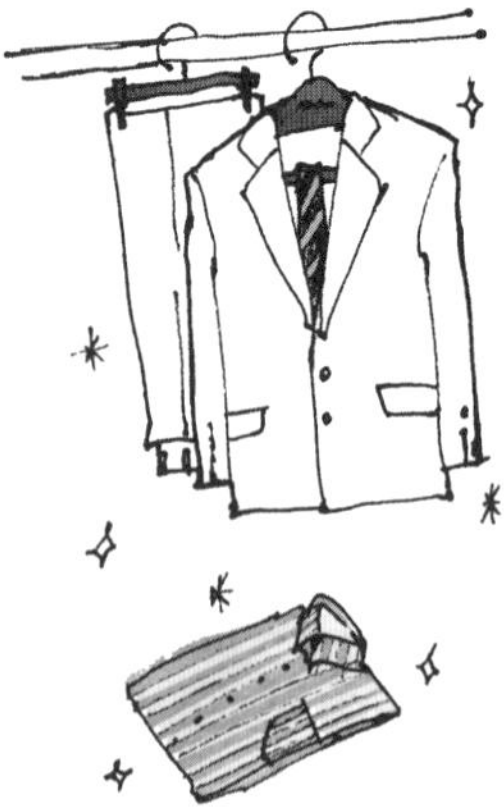

看護技術のある風景

ぶかぶかの冬物を着て退院していった河田さん

看護師になって初めて出会った患者の死、私は今でもその場面を鮮明に覚えています。七〇代後半の胃がんの男性、河田さんでした。本人も家族も蘇生しないことに合意され、家族も付き添い、あと数時間で亡くなるという状況でした。私はその日、日勤の受け持ちとなりましたが、何をどうすればよいのかわからず、おどおどしていると、先輩看護師が「初めて？」と声をかけてくれました。先輩看護師は私を河田さんの個室に連れていき、血圧や脈拍を測るように指示し、点滴の滴下や導尿バッグの尿量などを一緒に見てくれました。そして、義歯を外して丸くなった河田さんの乾いた唇に綿棒で水を含ませ、「つらいね」と静かに声をかけました。

病室を出たところで先輩は、「バイタルはそんなに頻回に測らなくてもいいよ。他の患者さんのケアをしながら、モニターを見ていてね。一緒にやるから大丈夫」と言い、自分の仕事に戻っていきました。私は心細いながらも、言われたとおり、時々河田さんの病室に行き、河田さんの手首に触れて脈をとり、見よう見まねで綿棒に水分を含ませ、唇を潤しました。

正午頃、規則正しく打っていた心電図モニターの心拍音が急に遅くなり始めました。先輩は私に心電図モニターを病室に入れるよう指示し、主治医に連絡しました。病室では、妻が「今、呼ぼうかと思っていたんですよ。少し苦しそうになって」と心配そうでした。河田さんは下顎呼吸[*1]状態で、先輩は河田さんの様子を一目見ると、妻に声をかけました。「ご主人の手を握ってあげてください」と。

先輩は妻の手をとって河田さんの手の上に重ね、私の手もとって重ね、さらに自分の手で包みました。河田さんの呼吸は徐々に不規則になり、心電図モニターの心拍音の間隔が延びていきました。私たち三人は、河田さんの手を取りながら、最期のひと息まで見届けました。

先輩が「よくがんばられましたね、お疲れ様でした」と声をかけると、妻は「お父さん、ありがとう、ありがとう」と涙声でした。主治医が死亡確認を行い、「しばらくお別れをなさってください。お身体をきれいにしますので、着替えたいものがありましたら出しておいてください」と伝え、私たちは退室しました。

私は「エンゼルケア用」と記されたベースンに湯を張り、綿や化粧道具、T字帯などが入った箱を棚から取り出し、病室に行きました。先輩がベッドに眠る河田さんに向かって一礼し、手を合わせる姿に、私も慌てて一礼しました。

妻が親戚に連絡すると言って病室を離れた後、河田さんの身体をきれいにしました。腹部には尿道留置カテーテルを固定していた絆創膏の糊がこびり付き、なかなか取れませんでした。河田さんが最後に入浴したのはいつだったかなあと、先輩と話しながら身体を拭きました。

主治医が中心静脈カテーテルを留めていた縫合糸にパチンパチンとハサミを入れ、カテーテルを抜き、絆創膏で圧迫止血しました。紙オムツの中には少し便が出ており、先輩は軽く腹部を圧迫して排出させ、肛門に軽く綿を詰め、新しい紙オムツとT字帯を当てました。口や鼻を綿棒でぬぐい、鼻にも綿を詰めました。その後、全身の清拭、ひげ剃りをしました。

ロッカーには入院時に着ていた洋服しかなかったため、厚地のシャツとズボンに着替えてもらうことにしました。入院後、一度も外出・外泊できなかった河田さんは、夏物を持ち合わせていなかったのです。長い入院生活で体重も減少し、上着もズボンもひとまわり大きく、ぶかぶかでした。

真夏にズボン下を履いて帰った清原さん

河田さんの看取りから五年後、緩和ケア病棟で出会った死後の処置場面も忘れることができません。五十代前半の男性、清原さんが緩和ケア病棟に入院した時には、すでに意識レベルが低下し、予後[*2]一週間程度と見込まれていました。

看護師たちは清原さんの入院と同時に、看取りの準備を進めました。タイミングを見計らいつつ、家族に死後の着替えの準備について話すと、夏物の茶色のスーツとワイシャツ、ネクタイが準備されました。

ほどなくして清原さんが亡くなり、死後の処置の場面となりました。妻と娘は、着替えだけは手伝いたいと希望しました。外は真夏の太陽がジリジリと照り付けていましたが、母娘《おやこ》は「お父さんは寒がりだから、夏だけどこのズボン下、履かせてあげないと、冷えるから」「靴下もこの厚地のほうにしとくよ」と語りながらの着替えでした。「ネクタイ、どうやって結ぶんだろう…お父さんいつも自分で結んでいたからね。私、やってあげたことないから」と二人は泣き笑いしていました。大柄な清原さんにぴったりサイズのズボン下を履かせるのは至難の業で、ズボンのベルトを通すのも重労働です。「うちの人、もっと大きかったんですよ。これでも十キロ痩せたんですけどね」と妻はぽつりと言いました。

仕上げには、スタッフが病棟に活けてある花瓶から何本かの花をアレンジしてブーケをつくり、胸元に置きました。清原さんの腕には自慢のブランド物の時計もはめられました。

早過ぎる父親との別れの場でしたが、高校生の娘は「なんだかお父さんらしくなったね」と、温かな思いに満たされているようでした。

看護技術の傍らに見えたもの

文化的ケアとしての死後の処置

人の誕生や死にまつわる事柄には、習慣や文化が色濃く反映されます。看護師がかかわる死後の処置も、その一つです。日本には、伝統的に死を忌み嫌い、死は不浄なものという観念があります。私が間違って死後の処置用のベースンに湯をくみ清拭の準備をしていたところ、先輩が苦笑いしながら教えてくれたこともありました。死者の寝衣の襟もとを左前[*3]に合わせる、腰ひもは縦結びにするなどの風習も健在です。

遺体への接し方も文化や習慣の影響を受けます。私たちは人が亡くなっても、身体には魂が宿ると考え、遺体を大切に扱い、弔《とむら》います。災害や事故などで行方不明となった人の遺体を見つけることへの思い入れは、その表れです。

看護師が亡くなった人の身体を丁寧に拭き、生前の様子にできるだけ近づけることは、重要な看護技術です。災害や事故の救援活動に従事する看護師たちが、大事故や災害で姿かたちを失った身体の一部を丁寧に水で洗い、泥や血を落とし、新聞紙や布で人の形に修復する技術は、少しでもきれいな姿で家族のもとに帰してあげたい、家族のショックを少しでも和らげたい一心でなされ、多くの遺族の心を支えてきました。

患者の死を受けとめるための重要な技術

私は看護師になったばかりの頃、死はつらく悲しいもの、避けたいとばかり思っていました。しかし、河田さんの看取りを経験して以降、次第に死を避けたいという思いは少なくなっていきました。もちろん、悲しさや後悔が残ることも多いのですが、一人ひとりの患者の生き様に触れたことへの感謝を感じるように変わっていきました。

けれども、どこか心の奥底で、死をどう受けとめたらよいのだろうか、患者の死を超えてケアを続けていくことへの答えが見つかりませんでした。「死ぬことではなく生き抜くことを支えるのが緩和ケア」と言われますが、そのことの本当の意味はなんなのか、わからずにいたのです。そのような中で、緩和ケア病棟で出会った死後の処置は、私自身の何かを解き放ってくれました。

生き抜いた結果としての死、生と死の連続性ということを実感として感じられたのが清原さんと母娘の姿でした。生前に愛用していたスーツに身を包み、ズボン下まで履いた清原さんは、妻と娘の希望で、「まるで生きているみたい」と記念撮影までしたのです。母娘にとっては、呼吸停止とともに清原さんがすぐに死者になるのではなく、遺された者たちが死を受けとめていくプロセスを通して、死者になっていくのです。看護師は「死後の処置」を通して、そのプロセスの一端にかかわります。生物医学的に死亡した後の患者をケアすることの意味がここにあります。

＊1　**下顎呼吸**　吸気時に下顎を動かし口を開けて呼吸する。胸郭がほとんど動かず顎や首の筋肉が用いられ、死亡前の徴候である。

＊2　**予後**　疾病の経過という意味で「予後良好」「予後不良」という使い方をする場合と、生命の余命を意味する場合がある。

＊3　**左前**　死者に和服を着せる際、左身ごろを前にすること。この時の「前」とは着る人にとって左の襟が「先に」「手前に」という意味である。

通常、着物を着る場合はこの逆で、「右前」（着衣している本人の右手が胸元に入るかたち）が正しい。

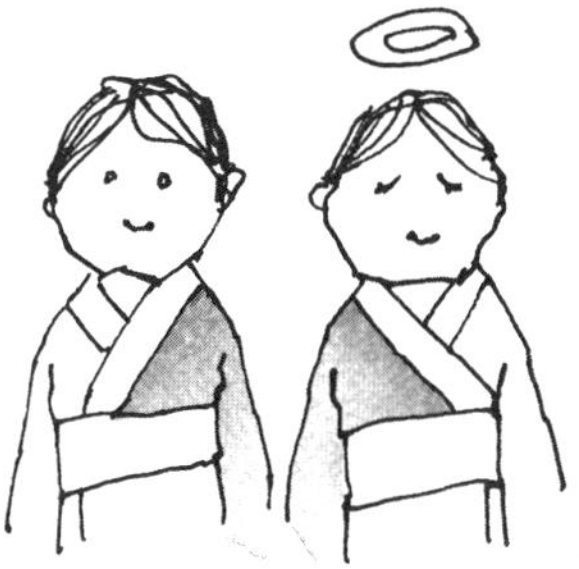

しごのしょち【死後の処置】 死後の身体硬直が始まる前に、医療器具を外し身だしなみを整え、体液・排泄物などの流出防止と感染予防対策などを行うこと。死や遺体に関する文化的な要素を含む行為である。看護師は「死後の処置」を通して、遺された者たちが死を受けとめていくプロセスの一端にかかわる。

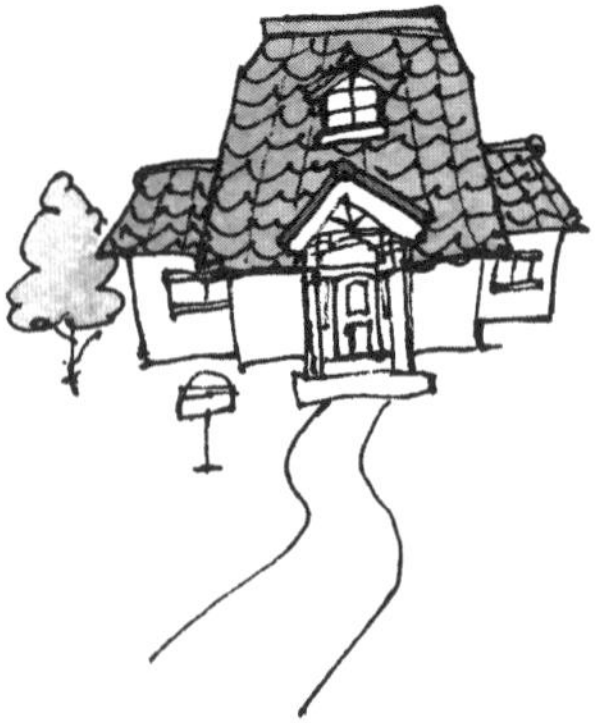

文献

(1)厚生労働省(告示第八十一号) 2012「訪問看護療養費に係る指定訪問看護の費用の額の算定方法」
(www.mhlw.go.jp/bunya/iryouhoken/iryouhoken15/dl/7-1.pdf)
(2)川島みどり、小玉香津子 2007「対談 ヘンダーソンからの贈り物—いつ、どこであっても蘇る看護の魅力」医学界新聞、第二七五三号
(3)Tom L. Beauchamp & James F. Childress 2001／立木教夫、足立智孝 監訳 2009『生命医学倫理 第五版』麗澤大学出版会 44
(4)村上美好、松月みどり 監修 2007『写真でわかる急変時の看護 改訂第二版』インターメディカ 17
(5)Daniel F. Chambliss 1996／浅野祐子 訳 2002『ケアの向こう側 看護職が直面する道徳的・倫理的矛盾』日本看護協会出版会 91
(6)中村雄二郎 1992『臨床の知とは何か』岩波書店 70
(7)前掲書(6)69
(8)前掲書(6)62

（9）**春日キスヨ** 2000『家族の条件 豊かさのなかの孤独』岩波書店 182–186
（10）**河辺貴子、 山崎章郎** 2014『改訂新版 河辺家のホスピス絵日記 愛する命を送るとき』聖公会出版 223–224
（11）**佐々木正人** 1996『知性はどこに生まれるか』講談社
（12）**佐々木正人** 1994『アフォーダンス―新しい認知の理論』岩波書店
（13）**Virginia A. Henderson** 1991／湯槇ます、小玉香津子 訳 1994『看護論 25年後の追記を添えて』日本看護協会出版会 39
（14）前掲書（13）、51
（15）**小山内美智子** 1997『あなたは私の手になれますか 心地よいケアを受けるために』中央法規 5–6
（16）**吉田みつ子、 本庄恵子** 2011「看護技術の開発における10年間の取り組み」日本看護技術学会 監修『日本看護技術学会10周年記念 看護技術の探究』看護の科学社 73–77
（17）**菱沼典子** 2011「看護技術の開発に関わる研究」日本看護技術学会 監修『日本看護技術学会10周年記念 看護技術の探究』看護の科学社 106–112
（18）**Florence Nightingale** 1860／湯槇ます、薄井担子、小玉香津子、他訳 1968『看護覚え書き』現代社 211–212
（19）**本庄恵子、 吉田みつ子** 監修 2012『写真でわかる臨床看護技術①』インターメディカ 17

(20) **森　和夫** 2002『現場できる技術・技能伝承マニュアル』日本プラントメンテナンス協会 140–142

(21) **Arthur Kleinman** 1988／江口重幸、五木田紳、上野豪志 訳 1996『病いの語り 慢性の病いをめぐる臨床人類学』誠信書房 280

(22) **NHKがんサポートキャンペーン事務局** 編 2006『がんを生き抜く実践プログラム』日本放送出版協会 101

(23) **吉田みつ子、川原由佳里、谷津裕子** 2006「〝アンプルカット〟における学生と看護師の知覚と行為―アフォーダンス理論からのアプローチ」日本赤十字看護大学紀要二〇号 11–20

(24) **吉田みつ子** 2008「看護技術の習得・熟練におけるアフォーダンス　ナースと看護学生の「アンプルカット」を題材に」看護研究四一巻七号 531–538

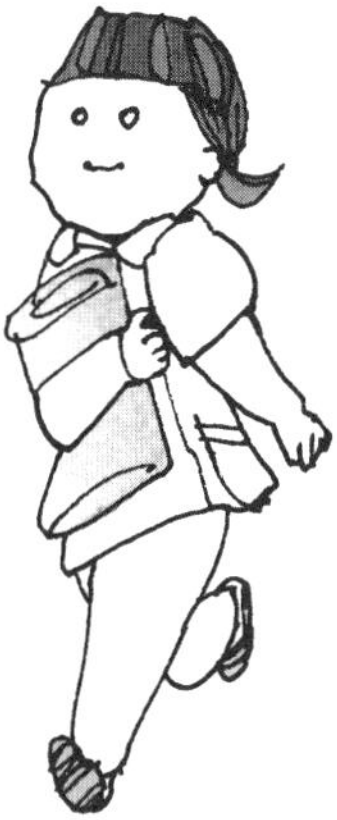